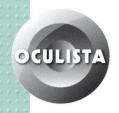 

編集企画にあたって…

　白内障手術の変遷とともに，眼内レンズ(以下，IOL)は1950年頃から後房型，前房型，虹彩支持型などが開発され，多くの合併症を経験しながらも進化し続けてきたとされる．1980年代には粘弾性物質の登場で手術手技の操作性が向上し，現代白内障手術の礎となった前嚢切開CCC法や超音波乳化吸引術(以下，PEA)，後房型IOL嚢内固定法が確立されていったが，私が白内障手術教育を受けた1990年代でもなお，症例によっては前嚢切開にcan opener法を用いたり，ICCEやECCE，過去のICCE後無水晶体眼へのIOL縫着術を行う機会も少なくなく，様々な合併症治療も習得することができた．2000年以降，超音波乳化吸引装置をはじめとする手術関連機器のめざましい進化やfoldable IOLの普及により，ほぼすべての白内障手術が小切開PEAで安全に行われるようになり合併症を生じる機会も減ったため，いざトラブルを生じたときには，手術研修中の医師だけでなくベテランの医師でも対応に戸惑うことがあるのではないだろうか．また，IOL嚢内固定が標準術式となって30年以上が経過し，IOL脱臼症例も増えている．

　近年では多焦点IOLだけでなく付加屈折機能の付いた単焦点IOLなどのバリエーションも増え，白内障手術に屈折矯正手術としての比重が一段と増えるなか患者の期待度も高くなり，IOL入れ替えなどを含めた不満症例への対応が新たなアフターフォローとして必要になっている．また，2010年に厚生労働省より承認を受けた後房型有水晶体IOL(ICL®)や，国内未承認ながら過去に多数の手術が行われていた前房型有水晶体IOLを挿入された患者が，他院を受診してくる機会も増えてきている．これら有水晶体IOL挿入術後の周術期アフターフォローのみならず，有水晶体IOL患者が受診してきた際の診察のポイントや必要な対応について記載された成書は少ない．今回，様々な現代IOL手術に特有な周術期管理や合併症対策などのアフターフォローの各論について，各分野のエキスパートとして有名な先生方にご執筆いただけた．安全に遂行されているIOL手術だからこそ，いざというときに頼りにしたいバイブルとして，本書をお役立ていただければ幸いである．

　末筆ながら，分担執筆をご快諾いただき玉稿を賜りました先生方おひとりおひとりに，心より御礼申し上げます．

2024年10月

安田明弘

KEY WORDS INDEX

和　文

あ
IOL 強膜内固定術 • 26
折りたたみ眼内レンズ • 42

か
角膜内皮細胞減少 • 51
角膜浮腫 • 72
合併症 • 26
患者満足度 • 11
眼内炎 • 20
眼内レンズ • 1, 36
眼内レンズ亜脱臼 • 20
眼内レンズ傾斜 • 20
眼内レンズ摘出 • 42
眼内レンズ縫着 • 20
強膜内固定 • 36
強膜フラップ • 20
屈折矯正手術 • 51
屈折誤差 • 11
グリスニング • 1
抗菌薬投与 • 67
虹彩支持型 • 51
虹彩捕獲 • 36
後発白内障 • 1
後房型有水晶体眼内レンズ • 59
コントラスト感度 • 11

さ
術後炎症 • 72
硝子体手術 • 67
小切開 • 42
ステロイド療法 • 72
正常眼内圧白内障手術 • 1
鑷子 • 26
前房型有水晶体眼内レンズ • 51
前房蓄膿 • 67

た
多焦点眼内レンズ • 11
ダブルニードルテクニック • 36
中毒性前眼部症候群 • 59, 72
低侵襲 • 42

は
白内障 • 51

白内障手術 • 72
白内障術後眼内炎 • 67
フェムトセカンドレーザー
　白内障手術 • 1
不快光視現象 • 11
ポリメチルメタクリレート • 42

ま, わ
毛様充血 • 67
ワクシービジョン • 11

欧　文

A
Advanced T-fixation technique • 26
anterior chamber phakic
　intraocular lens • 51
antibiotic use • 67

C
cataract • 51
cataract surgery • 72
ciliary injection • 67
complication • 26
contrast sensitivity • 11
corneal edema • 72
corneal endothelial cell loss • 51

D, E
double-needle technique • 36
dysphotopsia • 11
endophthalmitis • 20
endophthalmitis after cataract
　surgery • 67

F, G, H
femtosecond laser-assisted
　cataract surgery • 1
FLACS • 1
foldable intraocular lens • 42
forceps • 26
glistening • 1
high vault • 59
hypopyon • 67

I
ICL • 59
implantable collamer lens • 59

intraocular lens • 1, 36
intraocular lens extraction • 42
intrascleral fixation • 36
intrascleral IOL fixation • 26
IOL • 1
IOL tilt • 20
iris capture • 36
iris-fixated • 51

L, M, N
low vault • 59
minimally invasive • 42
multifocal intraocular lens • 11
normal intraocular pressure
　cataract surgery • 1

P
patient satisfaction • 11
PCO • 1
P-fixation technique • 26
PMMA • 42
polymethylmethacrylate • 42
posterior capsule opacification • 1
posterior chamber phakic
　intraocular lens • 59
postoperative inflammation • 72

R, S
refractive error • 11
refractive surgery • 51
scleral flap • 20
small incision • 42
SSNG • 1
steroid therapy • 72
subluxated IOL • 20
sub-surface nano glistening • 1
sutured IOL • 20

T
TASS • 59
T-fixation technique • 26
toxic anterior segment syndrome
　• 59, 72

V, W, Y
vitrectomy • 67
waxy vision • 11
Y-fixation technique • 26

WRITERS FILE
(50音順)

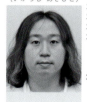

五十嵐章史
(いがらし あきひと)

2003年	北里大学卒業 同大学眼科入局
2010年	同, 助教
2014年	同, 診療講師
2015年	同, 講師
2016年	山王病院アイセンター, 部長 国際医療福祉大学眼科, 准教授
2022年	代官山アイクリニック, 院長・理事長

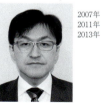

加藤 祐司
(かとう ゆうじ)

1993年	旭川医科大学卒業
1999年	同大学大学院医学研究科修了(医学博士)
2007年	同大学眼科, 講師
2011年	札幌かとう眼科, 院長
2013年	医療法人社団彩光会, 理事長

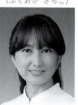

福岡佐知子
(ふくおか さちこ)

1996年	川崎医科大学卒業 同大学眼科学教室入局
1999年	姫路聖マリア病院眼科
2004年	多根記念眼科病院
2011年	同, 部長
2018年	同, 副院長
2022年	ふくおか眼科クリニック中野, 院長

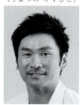

馬詰和比古
(うまづめ かずひこ)

2005年	東邦大学卒業
2007年	聖路加国際病院眼科
2008年	東京医科大学眼科大学院入学
2011年	米国ルイビル大学留学
2013年	東京医科大学眼科, 助教
2016年	同大学八王子医療センター眼科, 講師
2017年	同大学眼科, 講師
2023年	同, 准教授

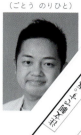

後藤 憲仁
(ごとう のりひと)

2000年	獨協…
2002年	同…
2004年	…

子

1988年	東京医科大学卒業 慶應義塾大学眼科入局
1990年	国立小児病院(現, 国立成育医療研究センター)眼科
	国立浦和病院(現, 埼玉病院)眼科
1994年	コロンビア大学留学
1999年	永寿総合病院眼科, 部長
2012年	南青山アイクリニック東京, 副院長

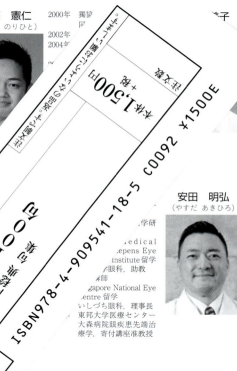
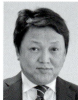

太田 俊彦
(おおた としひこ)

1983年	東京医科大学卒業 順天堂大学眼科入…
1984年	同, 助手
1989年	同大学浦安… 助手
1993年	同大学眼…
1996年	米国…
1999年	順…
2004年	…

宰
(つかさ)

1992年	関西医科大学卒業 広島大学眼科学教室
1994年	尾道総合病院眼科
1996年	公立三次中央病院眼科
1997年	出田眼科病院
2005年	小沢眼科内科病院
2019年	はねもと眼科開設 獨協医科大学眼科, 非常勤講師

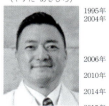

安田 明弘
(やすだ あきひろ)

1993年	愛媛大学卒業 聖路加国際病院, 研修医
1995年	同病院眼科, 医員
2004年	米国カリフォルニア大学ロサンゼルス校眼科(Jules Stein Eye Institute, UCLA), 角膜フェロー
2006年	聖路加国際病院眼科, 医幹
2010年	神戸神奈川アイクリニック, 診療医長
2014年	聖路加国際病院眼科, 副医長
2015年	聖路加国際大学, 臨床准教授
2019年	めじろ安田眼科, 院長
2021年	医療法人社団祐明会, 理事長

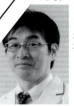
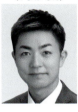

山根 真
(やまね しん)

2002年	横浜市立大学卒業
2004年	同大学附属市民総合医療センター眼科
2006年	横須賀共済病院眼科
2009年	横浜市立大学附属市民総合医療センター眼科
2010年	同, 助教
2016年	同, 講師
2020年	山根アイクリニック馬車道, 院長
2021年	医療法人社団GVC, 理事長

術者が伝えたい！
眼内レンズ挿入後のアフターフォロー

編集企画／めじろ安田眼科院長　安田明弘

白内障手術─単焦点眼内レンズ─……………………………………加藤　祐司　　*1*

　　正常眼内圧白内障手術とフェムトセカンドレーザー白内障手術では，時期に応じた術後のフォロー
　　（屈折変化・後発白内障・グリスニング・SSNG）が重要である．

白内障手術─多焦点眼内レンズ─……………………………………後藤　憲仁　　*11*

　　多焦点 IOL の術後成績を踏まえて，多焦点 IOL 挿入後のアフターフォローとして行うべき標準的な術
　　後検査とともに，術後不満症例への対処法を中心に述べる．

眼内レンズ縫着術………………………………………………………塙本　　宰　　*20*

　　従来眼内レンズ縫着術に用いられた 10-0 ポリプロピレンは経年劣化で切れることがある．強膜 ero-
　　sion とともに注意して経過観察する．

眼内レンズ強膜内固定術（鑷子法）の術後ケア
─合併症と対処法─……………………………………………………太田　俊彦　　*26*

　　眼内レンズ強膜内固定術の鑷子法は，IOL 支持部の把持や抜き出しが容易で，IOL 偏心・傾斜のリスク
　　が低いなどの利点を有している．

眼内レンズ強膜内固定術─注射針法（フランジ法）─………………山根　　真　　*36*

　　注意すれば回避できる合併症もあるが，術後低眼圧や虹彩捕獲は完全に予防することは難しく，その
　　対処法を学ぶ必要がある．

Monthly Book OCULISTA

編集主幹／村上　晶　高橋　浩　堀　裕一

No.140 / 2024.11 ◆目次

CONTENTS

眼内レンズの摘出・交換……………………………………福岡佐知子　42

　　IOL 摘出は侵襲が大きい手技であったが，現在は小切開で低侵襲な様々な方法が考案され，屈折矯正白内障手術後の再手術にも対応できるようになってきた.

前房型有水晶体眼内レンズ……………………………………三木恵美子　51

　　前房型有水晶体眼内レンズ（虹彩支持型）の矯正効果は良好であるが，レンズの緩みや角膜内皮細胞減少などの合併症に注意して，定期的な経過観察が必要である.

後房型有水晶体眼内レンズ……………………………………五十嵐章史　59

　　Hole ICL の登場により安全性が向上した術式であるが，内眼手術のため（TASS を含めた）眼内炎に対して注意が必要である.

白内障術後眼内炎……………………………………………馬詰和比古　67

　　細菌性眼内炎を疑う所見があれば，迷わずに早期治療介入を行う.

中毒性前眼部症候群………………………………………………鈴木　崇　72

　　TASS は適切な予防と早期発見・治療が重要. 原因究明と情報共有で再発を防ぐことが可能である.

● Key words index……………………………前付 2
● Writers File………………………………前付 3
● FAX 専用注文書……………………………… 79
● バックナンバー 一覧……………………… 81
● MB OCULISTA 次号予告………………… 82

「OCULISTA」とはイタリア語で眼科医を意味します.

前付 5

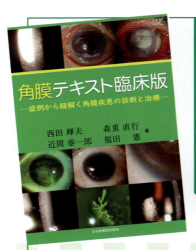

新刊

角膜テキスト臨床版

—症例から紐解く角膜疾患の診断と治療—

詳しい内容はこちら

西田輝夫・森重直行・近間泰一郎・福田 憲 著

「**西田輝夫の臨床角膜学**」がこの一冊に！
角膜専門医のスペシャリスト達が最新知見を元に、多数の図写真でわかりやすく丁寧に解説！毎日遭遇する患者さんの診療で何が起こっていると考えるか、どうやって診断するか、そしてどのように治療していくか、その**思考プロセス、ストラテジーの構築**ができる一書です。

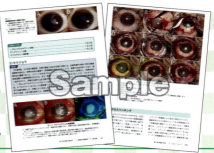

2024年9月発行　B5判　216頁　定価11,000円（本体10,000円＋税）

CONTENTS

第1章　角膜に白い部分がある
1. 浸潤
    1) カタル性角膜浸潤
    2) 角膜フリクテン
    3) コンタクトレンズ起因性角膜炎
    4) 角膜感染症
2. 沈着
    1) 角膜ジストロフィ
    2) 帯状角膜変性
    3) 角膜アミロイドーシス
    4) 脂肪沈着
    5) 角膜染血症
    6) Salzmann 結節変性
3. 瘢痕
    1) 角膜感染症治癒後の瘢痕
    2) 外傷後の瘢痕
    3) 角膜上皮欠損後の瘢痕
4. 浮腫
    1) 水疱性角膜症
    コラム　スペキュラマイクロスコピー
    コラム　角膜内皮細胞の自然経過
    コラム　水疱性角膜症は進行性疾患である
    2) 上皮浮腫

第2章　角膜の感染症
1. 細菌性角膜潰瘍（グラム陽性菌）
    1) ブドウ球菌
    2) 肺炎球菌
    3) コリネバクテリウム
    4) アクネ菌
2. 細菌性角膜潰瘍（グラム陰性菌）
    1) 緑膿菌
    2) モラクセラ
    3) セラチア
    4) 淋菌
3. 角膜真菌症
    1) 酵母菌
    2) 糸状菌
4. アカントアメーバ角膜炎
5. ウイルス性角膜炎
    1) 単純ヘルペスウイルス1型
    2) 水痘帯状疱疹ウイルス
    3) サイトメガロウイルス
    コラム　角膜塗抹検鏡検査の重要性

第3章　角膜がフルオレセイン染色で染まる
1. 点状表層角膜症（SPK）
    1) ドライアイに関連するSPK
    コラム　シルマー試験
    2) 電気性眼炎
    3) Thygeson点状表層角膜炎
    4) 上輪部角結膜炎
    5) 中毒性角膜症（点眼薬，内服薬）
    6) 兎眼性角膜炎
    7) アレルギー性結膜疾患に伴う角膜上皮障害
2. 角膜びらん
    1) 単純びらん
    2) 再発性角膜上皮びらん
3. 遷延性角膜上皮欠損
    1) 神経麻痺性角膜症
    2) 糖尿病角膜症
4. 糸状角膜炎
5. 角膜上皮異形成

第4章　両眼とも同じような濁りがある
1. 角膜ジストロフィ
    1) 顆粒状角膜ジストロフィ
    　①顆粒状角膜ジストロフィⅠ型
    　②顆粒状角膜ジストロフィⅡ型
    2) 格子状角膜ジストロフィ
    　①格子状角膜ジストロフィⅠ型
    　②格子状角膜ジストロフィ変異型
    3) 斑状角膜ジストロフィ
    4) 膠様滴状角膜ジストロフィ
    5) Bowman層ジストロフィ
    6) その他の実質ジストロフィ
    　①Central cloudy dystrophy of François
    　②Pre-Descemet corneal dystrophy
    7) 角膜内皮ジストロフィ
2. 角膜が濁る代謝性疾患
3. 角膜が濁る全身疾患
    1) Stevens-Johnson症候群
    2) 移植片対宿主病（graft versus host disease, GVHD）
    3) 眼類天疱瘡

第5章　角膜が変形している
1. 円錐角膜
2. Pellucid辺縁角膜変性
3. 球状角膜

4. 後部円錐角膜

第6章　角膜の周辺部に病変がある
1. Mooren潰瘍
2. Terrien辺縁角膜変性
3. 全身疾患に関連する角膜潰瘍
4. Dellen

第7章　角膜内皮に何かある
1. Fuchs角膜内皮ジストロフィ
2. 後部多形性角膜ジストロフィ
3. Pre-Descemet corneal dystrophy

第8章　角膜の外傷
1. 角膜異物
2. 化学熱傷
3. 角膜熱傷

第9章　角膜の手術
1. 全層角膜移植
    コラム　角膜移植と白内障手術
    コラム　角膜移植後の屈折矯正
2. 表層角膜移植
    コラム　深層角膜移植とDua層（Dua's layer）
3. 角膜内皮移植
    コラム　角膜内皮移植の再移植
4. 角膜輪部移植・培養上皮移植
5. クロスリンキング
6. 治療的レーザー角膜切除術

第10章　小児の角膜に何かある
1. 輪部デルモイド
2. Peters異常
    コラム　赤外光を用いた角膜実質浮腫眼の観察
3. 強膜化角膜

第11章　角膜所見

第12章　角膜の治療法
1. 角膜上皮を保護する方法
2. 角膜穿孔の管理
3. 自家調整の点眼薬

第13章　角膜に関するいろいろなこと
1. オキュラーサーフェスという考え方
2. 角膜実質のコラーゲン構造の特徴
3. デスメ膜皺襞のできるメカニズム

 全日本病院出版会　〒113-0033　東京都文京区本郷3-16-4　Tel：03-5689-5989
www.zenniti.com　Fax：03-5689-8030

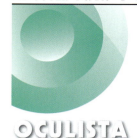

特集／術者が伝えたい！眼内レンズ挿入後のアフターフォロー

白内障手術
―単焦点眼内レンズ―

加藤祐司*

Key Words : 眼内レンズ(intraocular lens：IOL)，正常眼内圧白内障手術(normal intraocular pressure cataract surgery)，フェムトセカンドレーザー白内障手術(femtosecond laser-assisted cataract surgery：FLACS)，後発白内障(posterior capsule opacification：PCO)，グリスニング(glistening)，sub-surface nano glistening：SSNG

Abstract : 現在の白内障手術手技は，水晶体超音波乳化吸引術(phacoemulsification and aspiration：PEA)が一般的だが，術後の成績をさらに向上させる方法として，正常眼内圧白内障手術やフェムトセカンドレーザー白内障手術(femtosecond laser-assisted cataract surgery：FLACS)を取り入れている．眼内レンズ(IOL)挿入後のアフターフォローは，視力の安定化や合併症の予防，患者の快適な回復にとって極めて重要である．術後屈折変化，後発白内障，IOL品質安定性維持(グリスニング・SSNG)につき述べてみたい．

はじめに

現在の白内障手術は視力を改善し，屈折矯正も行える，QOVを向上させるための確立された手法である．単焦点眼内レンズ(IOL)を用いた白内障手術は，健康保険適用のため，患者の費用負担が少なく，白内障手術の9割以上を占める．IOL挿入後のアフターフォローは，視力の安定化や合併症の予防，患者の快適な回復にとって極めて重要である．筆者が特にこだわっている白内障手術手技と単焦点IOLを挿入した場合のアフターフォローについて論じてみたい．

白内障手術手技

1．正常眼内圧白内障手術

水晶体超音波乳化吸引術(phacoemulsification and aspiration：PEA)で一番に心がけていることは，安全で目に優しい手技である．「正常眼内圧白内障手術」とは，術中の眼内圧の上昇ならびに変動幅を抑え，正常眼圧に近い状態で手術を行う手法である．コンベンショナルな白内障手術は，正常眼圧の数倍もの圧が眼球に負荷される．眼内圧の急激な上昇は，様々な合併症が起こるリスクが少なからず存在し，緑内障患者においては，術中の高眼圧により視神経が圧迫され，症状が進行する危険性がある．

当院ではフェイコマシーンにCENTURION® Vision System(日本アルコン社)を，ハンドピースにはACTIVE SENTRY®(日本アルコン社)を採用している(図1)．これらの機器を用いることで，前房の安定性が高まり，術中サージを気にすることなく，術中眼内圧を22 mmHgに設定する正常眼圧手術が可能となり，緑内障合併眼や強度近視眼にも安全な手術が可能になった．従来のコンベンショナルな眼圧設定(50〜80 mmHg)に比べると，患者の術中の違和感・疼痛が大幅に減った印象がある．また，正常眼内圧白内障手術は使用する灌

---
* Yuji KATO，〒065-0030　札幌市東区北30条東16-1-7　札幌かとう眼科，院長／医療法人社団彩光会，理事長

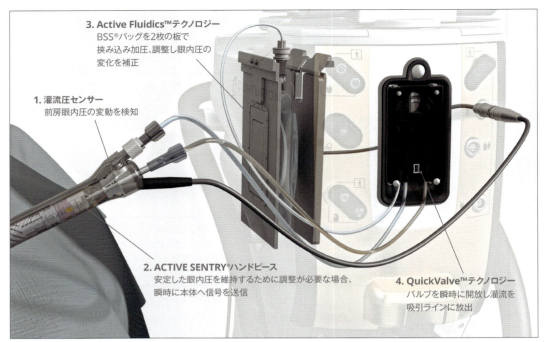

図 1. CENTURION® Vision System と ACTIVE SENTRY®

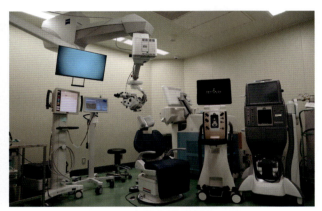

図 2. 当院の手術室
LenSx® と白内障手術装置（CENTURION® Vision System）が同室に設置しており，手術室のみで FLACS が完遂可能である．

流液量も少なく，術後の視力の立ち上がりや，角膜浮腫や術後炎症も少ないとの報告も散見される[1)2)]．

2. フェムトセカンドレーザー白内障手術（femtosecond laser-assisted cataract surgery：FLACS）

当院では 2017 年 3 月より，LenSx®（日本アルコン社）を導入し，現在まで 1,000 件以上の症例に使用している．対象は自由診療，もしくは手術を安全に施行するため術者が必要と判断した IOL 手術に用いている．フェイコマシーンと LenSx® は同室に設置しており，患者は徒歩で機器間を移動することなく，手術が完遂可能である（図 2）．

FLACS の利点として，レーザーを用いた角膜切開，連続円形切囊術（continuous curvilinear capsulorrhexis：CCC）ならびに水晶体核細分化を行うため，PEA による眼侵襲の低減が期待できる（図 3）．Blade 手技とは異なり，前眼部 OCT にて眼球をスキャンした後に，コンピューター制御されたレーザー装置を用いて，切開切断操作を行うため，正確性・再現性が極めて高いレベルで実現可能である．前囊切開の中心性や正円性の精度および大きさの正確性については FLACS のほうが優位に優れているとする報告がある[3)]．CCC の強度については，FLACS を使い始めた初期の頃は，CCC に亀裂が生じた症例も経験したが，ソフトウェアのバージョンアップ，patient interface（PI）の改良，ラーニングカーブの向上により，現在では blade 手技と同程度と認識している．レーザーを用いて水晶体核破砕が行われるので，PEA は通常よりも超音波パワーを下げて手術を行うことが可能である．このことにより，手術後の黄斑浮腫[4)]，

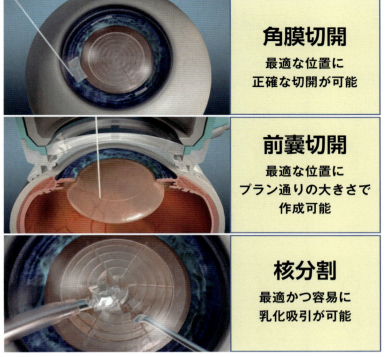

図 3. フェムトセカンドレーザー白内障手術のメリット

角膜浮腫[5]が軽減することが報告されている．

FLACS は難症例においても有用で，チン小帯脆弱例や核硬化が進行している症例では，前囊切開と核の分割・細分化を FLACS で行うことが可能であり，同じ工程を blade 手技で施行する場合に比べて手術の安全性は向上する．しかし，FLACS は，術後のリスク軽減と早期回復を目指す患者にとって魅力的な選択肢ではあるが，コストがかさむのが難点である．一方 blade 手技は，コストを抑えつつも確立された技術で安定した結果を提供する．患者の個々の状況や希望に応じて，最適な手術方法を選択することが重要である．

術後のアフターフォロー

1．手術直後～1 週間の注意事項

手術後すぐに患者は安静を保つ必要がある．当院では，術後15～30分ほど回復室で安静にさせ帰宅させている．交通手段困難者には，自宅まで送迎している．手術当日は運転を避け，激しい運動や重い物を持つことを控えるように指導している．また，眼をこすったり触れたりしないように注意を促し，保護眼帯や両眼同日患者には保護眼鏡を使用させ，感染や外部からの衝撃を防ぐ．

1）点眼薬の使用

手術後は抗生物質点眼薬や抗炎症点眼薬を使用することが一般的である．術中の抗生物質の点滴や，術後の抗生剤内服は用いていない．これらの薬は感染予防や炎症抑制，術後囊胞様黄斑浮腫の予防に役立つ．患者には点眼薬の使用方法や頻度は医師や看護師の指示に従い，定期的に点眼することの重要性を説明する．当院で患者に配布している両眼同日，片眼白内障手術の術後 1 週間目までの日帰り手術用のクリニカルパスを図 4 に提示する．

2）両眼同日手術について

当院では，両眼同日手術の割合が高い．基本的には，患者の希望によって決めている．レーシック既往眼など術後屈折誤差が生じる可能性が高い場合や身体的な理由により，両眼の手術を別日にお願いする場合もある．両眼同日手術の最大の懸念は術後眼内炎であろう．その防止策として，ディスポーザブル製品の使用，24 時間体制で患者

両　眼　　白内障手術予定表

（午後から手術の場合/曜日によって手術開始の時間帯は変わります）

月／日	手術3日前から	手術当日	手術翌日	術後2～3日目	術後1週間目
診察	なし	◯	◯	◯	◯
目薬	ガチフロ 1日4回 （朝・昼・夜・就寝前）	術前 ガチフロ　術後 手術当日は 夜・就寝前 のみ点眼 1日1回 朝 （朝のみ点眼して来てください）	ベガモックス　リノロサール 1日4回（朝・昼・夜・就寝前）	ネバナック 1日3回（朝・昼・夜）	手術後6ヶ月間は 点眼薬を使用します （種類や点眼回数は変化します） 点眼薬が足りなくなりそうな場合は 医師に申し出て下さい
内服	なし	ロキソプロフェンナトリウム錠　or　カロナール錠 1回/1錠 痛みがある時のみ、お飲み下さい			なし
お風呂	◯	✕	◯ ※首から下まで可	◯ ※首から下まで可	◯
洗顔洗髪	◯	✕	4日間は出来ません　ぬれたタオルでふくだけにして下さい		◯
眼帯	なし	※保護メガネを必ずかけて下さい			
備考	・お薬は通常通りお飲み下さい ・前日は必ず洗髪をして下さい	・お化粧はして来ないで下さい ・昼食は軽めに済ませてからお越し下さい	・お酒は1週間、お控下さい　・目の周りは綿花もしくは清浄綿でふいて下さい ・眼痛・急激な目のかすみが生じた場合は、お電話で問い合わせて下さい		

右・左　眼　　白内障手術予定表

月／日	手術3日前から	手術当日	手術翌日	術後2～3日目	術後1週間目
診察	なし	◯	◯	◯	◯
目薬	ガチフロ 1日4回 （朝・昼・夜・就寝前）	ガチフロ 1日1回 朝 （朝のみ点眼して来てください）	ベガモックス　リノロサール 1日4回（朝・昼・夜・就寝前）	ネバナック 1日3回（朝・昼・夜）	手術後6ヶ月間は 点眼薬を使用します （種類や点眼回数は変化します） 点眼薬が足りなくなりそうな場合は 医師に申し出て下さい
内服	なし	ロキソプロフェンナトリウム錠　or　カロナール錠 1回/1錠 痛みがある時のみ、お飲み下さい			なし
お風呂	◯	✕	◯ ※首から下まで可	◯ ※首から下まで可	◯
洗顔洗髪	◯	✕	4日間は出来ません　ぬれたタオルでふくだけにして下さい		◯
眼帯	なし	◯ 絶対に外さないで下さい	※保護メガネを必ずかけて下さい		
備考	・お薬は通常通りお飲み下さい ・前日は必ず洗髪をして下さい	・お化粧はして来ないで下さい ・昼食は軽めに済ませてからお越し下さい	・お酒は1週間、お控下さい　・目の周りは綿花もしくは清浄綿でふいて下さい ・眼痛・急激な目のかすみが生じた場合は、お電話で問い合わせて下さい		

図 4．当院の白内障クリニカルパス
両眼同日手術用と片眼用に分けている．

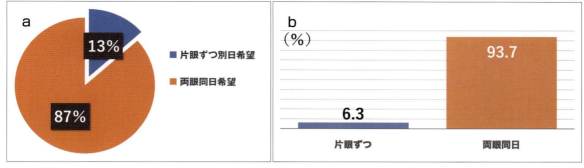

図 5.
a：2021年9月に両眼の白内障手術を施行した患者のうち，87%が両眼同日手術を希望した．
b：両眼同日手術を施行した患者にアンケート．これから手術する人にお勧めするのは？　の問いに，93.7%が両眼同日手術を支持した．

と連絡が可能な状態（院長の携帯番号を告知），眼内炎発生時のマニュアル作成（可及的迅速に硝子体手術施行）を徹底している．患者のアンケート調査から，両眼同日手術の満足度は高い（図5）．

2．術後1週間〜1か月のフォローアップ
1）定期検診
手術後1週間，1か月後には必ず定期検診を受けるように促す．これらの検診では，視力の回復状況や眼内の炎症の有無，眼圧の確認が行われる．異常が見つかった場合には，早期に対処することを可能にするため，患者には緊急連絡先を記した説明書を渡している．

2）術後早期の屈折の経時変化（球面度数）
白内障術後，等価球面度数は術直後においてターゲット値より若干遠視傾向になっていることが多い．手術直後はIOLの位置が最終的に予想される位置より深くなっていると考えられる．手術終了間際にハイドレーション（創口周囲の角膜の浮腫を起こして創口を塞ぐテクニック）をして眼圧を上げ気味にして終了すると，IOLは灌流液に押されて effective lens position（ELP）より硝子体側に位置する．この変化はIOLの支持部の硬さや角度などに影響される．マルチピースはシングルピースIOLより深く，シングルピースIOLのなかでも支持部の固いものほど深い．その後，1〜2か月で位置がELPに近づくように浅くなるので，等価球面度数は近視化してターゲット値に近づく（図6）．術者がよく使う，単焦点IOLの支持部の特徴を理解したうえで，術後早期の屈折変化に留

意する必要がある（図7）．

3．術後1〜3か月のフォローアップ
1）生活リズムの回復
手術後1か月を過ぎると，多くの患者は日常生活に完全に復帰できる．しかし，まだ視力が安定していない可能性があるため，眼科医の指示に従い，定期的な検診を促す．

2）矯正視力の調整
単焦点IOLは特定の距離に焦点を合わせるため，近視や遠視の補正が必要になることがある．このため，術後にメガネやコンタクトレンズが必要になる場合がある．当院では，緊急性がある場合を除き，術後2〜3か月で眼鏡処方箋を発行している．

4．術後3か月以降の長期フォローアップ
＜定期的な検診＞
手術後3か月以降も，定期的な眼科検診を継続することが推奨される．1年に1回程度の定期検診を受けることで，長期的な視力の安定や眼の健康状態を確認することができる．

合併症の予防と対応

白内障手術後には，稀に合併症が発生することがある．最も一般的な合併症には，後発白内障（PCO）や眼内炎症がある．これらの症状が現れた場合には，迅速に医師に相談し，適切な治療を受けることが重要である．また，単焦点IOLにおいても術後に問題となるコントラスト感度低下，waxy visionについては，PCOだけではなく硝子

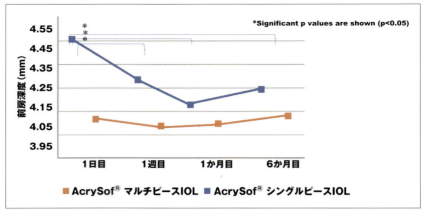

図 6. 術後前房深度の比較

マルチピース IOL 群における前房深度は−213±191 μm ほど近視方向に偏位していた(範囲：−498〜−221 μm).
すべての測定期間においてシングルピース IOL 群での偏位量は 14±85 μm(範囲：−188〜134 μm)程度であり，統計的な有意差を認めなかった．
(Wirtitsch MG, et al：J Cataract Refract Surg, 30：45-51, 2004.)

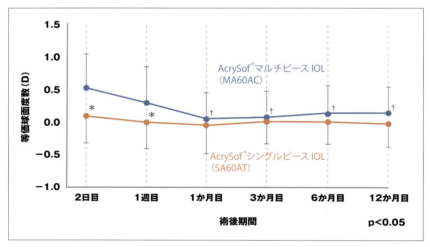

図 7.

＊シングルピース IOL は術後の偏位が有意に少なかった．†マルチピース IOL は術後 2 日目，1 週目の時点で有意に近視方向にシフトした．($p<0.05$)
(Nejima R, et al：Ophthalmology, 113：585-590, 2006.)

体混濁もかなりかかわっている印象がある．術前から，硝子体ゲルの状態をよく観察して，もし上記に伴う不快症状が永続する場合，硝子体手術という方法もあると一言申し添えると患者は安心する．実際，硝子体手術後に上記の不快症状が軽減することを経験している．

1．術後長期の屈折変化

手術による屈折変化は，球面度数，全乱視ともに術後約数か月変化して安定する．その後も長期に変化するかは，球面度数はワンピース単焦点 IOL 挿入の場合，有意な変化をきたさないとされる．球面度数の変化には，単焦点 IOL の前後移動，偏心，傾斜などが影響するが，嚢内固定されるとこれらは大きく変化しないと考えられる．

2．液状後発白内障

PCO には 2 種類存在し，後嚢全体が混濁する場合と IOL 後面と後嚢の間に混濁した均質な液状物が貯留する場合がある．後者は液状後発白内障

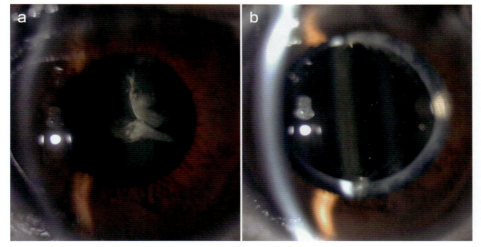

図 8. 治療前後の液状後発白内障(LAC)
a:治療前の LAC の所見
b:YAG レーザー翌日,LAC は消失している.

(liquefied aftercatact:LAC)と呼ばれている.LAC は,視力低下は軽微なことが多く霧視の自覚が強い.ただ,再生水晶体形成による PCO が影響する場合があり,特に LAC で液状物が大量に貯留して IOL 光学部が前方に押された場合には近視化する.そして,YAG レーザーによる後囊切開を行うと位置が戻って屈折は戻る(図 8).

3.IOL 品質安定性維持

当院での白内障手術を受けられる平均年齢は,70 歳台前半である.白内障手術の安全性,手術時間の短縮化もあり,今やただ単に矯正視力回復を目指す手術から屈折矯正白内障手術へと変化してきている.施術を受けられる患者の若年化と平均寿命の長期化で,IOL は 20 年以上眼内に留置される.そのため,IOL の品質安定性維持が重要となってくる.IOL に微小な水泡が発生するグリスニングと特定 IOL の表面散乱が増加する sub-surface nano glistening(SSNG)が知られている.原因は,IOL の素材と製造工程にあるため,最近の IOL では素材と製造工程を改善し,これらの事象はほとんど起こらなくなっているが,改善前の IOL を挿入された患者では,微小水泡の発生による事象が確認されることがある.

1)グリスニングの発生要因と対策

単焦点 IOL 挿入数か月～数年の間に光学部内部に複数の水泡が発生することがある.水泡の大

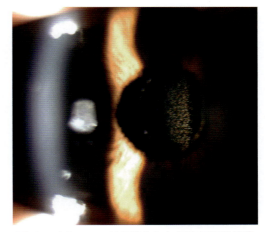

図 9. グリスニングが発生した細隙灯顕微鏡像

きさは数 μm～10 μm 程度で,細隙灯顕微鏡にて確認可能で,単焦点 IOL 光学部内部に粒子状の輝点として認める現象である(図 9).室温下で保存されている IOL を眼内(ほぼ体温)に入れると,疎水性アクリル素材の含水率は増加するが,もともとの含水率が低いほど,その変化量は大きい.グリスニングとは含水率が大きく増加した IOL 素材内の水分が,水相分離を起こして水粒子となり,IOL 光学部素材内に発生する micro void と呼ばれる小さな間隙に取り込まれた微細な水の粒子による光散乱現象である.含水率が 0.1～0.5% と低い AcrySof® 素材(日本アルコン社)がグリスニングを発生させやすいことは,実験的・臨床的に

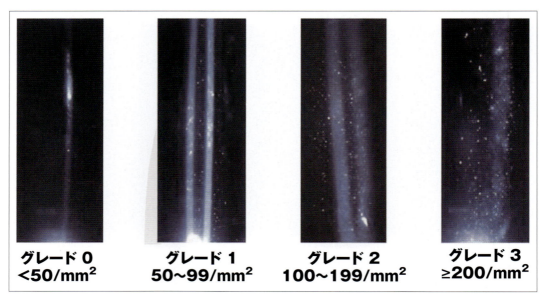

図 10. アクリルレンズにおけるグリスニングのグレード分類
（Miyata A, et al：Jpn J Ophthalmol, 45：564-569, 2001.）

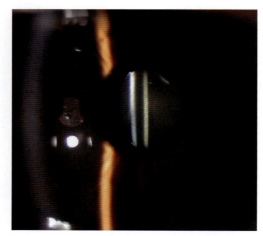

図 11. SSNG による IOL 表面散乱（細隙灯顕微鏡像）

確認されている．一方，視力への影響は単焦点 IOL ではほとんどない．発生の程度に応じてグレード 0～3 までの分類がされている（図 10）．

　2）SSNG による表面光散乱

　改良前の AcrySof® は，挿入後 2 年以降から，細隙灯顕微鏡観察時に表面からの光散乱が確認される．表面散乱は AcrySof® J-code 以前の IOL で観察される．術後長期症例では，表面散乱が強くなり，ホワイトニングと呼ばれる表面の白濁がみられることがある．細隙灯顕微鏡では，IOL 前後面にて散乱が発生しているのが確認できる（図 11）．この表面散乱は，IOL 表層にナノメータ程度（約 100～200 nm）の水泡が発生し，水隙が形成される水層分離により発生すると考えられている．SSNG が発生する IOL は，光学部の型にアクリルポリマーを注入して重合する鋳型成型（cast-molding）で製造されており，製造工程の環境，設定に起因する（AcrySof® J-code の IOL）．2012 年以降，Q-code，A-code と製造工程が最適化され，現在使用されている AcrySof® IOL では SSNG の発生は抑制されている（図 12）．

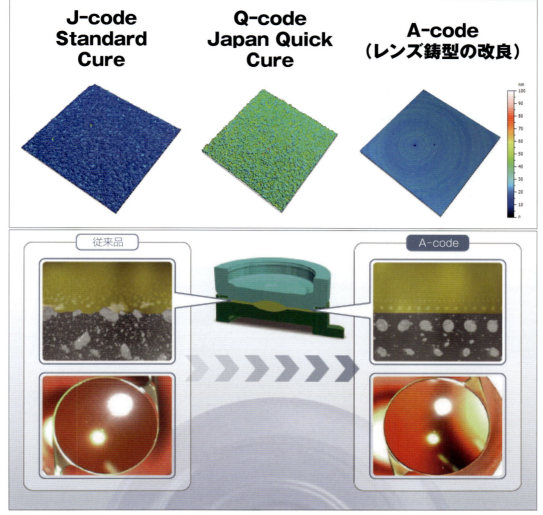

図 12. AcrySof® 表面の粗さの低減
A-code では IOL 製造工程における鋳型の改良により，IOL 表面の粗さと潜在的異物付着のリスクが顕著に低減

3）SSNG による視機能への影響

IOL 表層に発生する水泡の大きさは，光の波長により小さく，全方位に散乱する（rayleigh 散乱）ため，後眼部にも迷光として散乱し，視機能への影響が危惧される．SSNG は視機能に影響がなかったとする報告もあるが，SSNG 増加によりコントラスト感度の低下を認めたとする報告[6]や，SSNG が要因と考えられる視機能低下の報告[7]や，IOL 摘出・交換し，視機能の改善が得られた報告[6]もある．SSNG は長期にわたって増加するために，表面散乱が確認される症例では，適時，霧視などがないかを確認し，必要に応じて対策を講じなければならない．

まとめ

白内障手術後のアフターフォローは，視力の回復と患者の生活の質を向上させるために非常に重要である．単焦点 IOL を挿入した場合のアフターフォローには，術後直後から長期にわたるケアが含まれる．定期的な検診，日常生活の注意点，視力の調整，合併症の予防と対応など，多岐にわたるケアを通じて，患者が快適な視力を取り戻し，日常生活を楽しむことができるよう支援する必要がある．

文 献

1) Liu Y, Hong J, Chen X : Comparison of the clinical outcomes of Centurion active fluidics system with a low IOP setting and gravity fluidics system with normal IOP setting for cataract patients with low corneal endothelial cell density. Front Med, **10** : 1294808, 2023.
   Summary 30 mmHg vs ボトル高 80 cmH$_2$O（＝59 mmHg），角膜厚，角膜内皮密度，術後視力，痛みで差が出ている.

2) Rauen MP, Joiner H, Kohler RA, et al : Phacoemulsification using an activefluidics system at physiologic vs high intraocular pressure : impact on anterior and posterior segment physiology. J Cataract Refract Surg, **50** : 822-827, 2024.
   Summary 28 mmHg vs 55～60 mmHg，角膜内皮密度，角膜厚，炎症で差が出ている.

3) Friedman NJ, Palanker DV, Schuele G, et al : Femtosecond laser capsulotomy. J Cataract Refract Surg, **37**(7) : 1189-1198, 2011.

4) Ecsedy M, Miháltz K, Kovács I, et al : Effect of femtosecond laser cataract surgery on the macula. J Refract Surg, **27** : 717-722, 2011.

5) Popovic M, Campos-Möller X, Schlenker MB, et al : Efficacy and safety of femtosecond laser-assisted cataract surgery compared with manual cataract surgery : a meta-analysis of 14567 eyes. Ophthalmology, **123** : 2113-2126, 2016.

6) Miyata K, Minami K : IOL surface light scattering and visual function. Cataract surgery : maximizing outcomes through research (Bissen-Miyajima H, et al, eds). Springer, 2014.

7) Yoshida S, Matsushima H, Nagata M, et al : Decreased visual function due to high-level scattering in a hydrophobic acrylic intraocular lens. Jpn J Ophthalmol, **55** : 62-66, 2011.

特集/術者が伝えたい！眼内レンズ挿入後のアフターフォロー

白内障手術
―多焦点眼内レンズ―

後藤憲仁*

Key Words：多焦点眼内レンズ(multifocal intraocular lens)，ワクシービジョン(waxy vision)，コントラスト感度(contrast sensitivity)，不快光視現象(dysphotopsia)，屈折誤差(refractive error)，患者満足度(patient satisfaction)

Abstract：多焦点 IOL は遠方から近方までの裸眼視力を向上させ，眼鏡依存度を減らすことができ，良好な術後成績と患者満足度が得られる一方で，コントラスト感度の低下による waxy vision やグレア・ハローなどの不快光視現象，術後屈折誤差など一定頻度で術後不満症例に遭遇し，そこが患者側・術者側の両者のハードルを上げている要因になっている．
本稿では，これまでの多焦点 IOL の術後成績を踏まえて，多焦点 IOL 挿入後のアフターフォローとして行うべき標準的な術後検査とともに，術後不満症例への対処法を中心に述べる．

はじめに

多焦点眼内レンズ(intraocular lens：以下，IOL)は 2008 年に先進医療として認可され，本邦においても徐々に症例数が増加し，2020 年からは選定療養の枠組みにて保険診療との併用が認められている．

多焦点 IOL は遠方から近方までの裸眼視力を向上させ，眼鏡依存度を減らすことができ，良好な術後成績と患者満足度が得られる一方で，コントラスト感度の低下による waxy vision やグレア・ハローなどの不快光視現象，術後屈折誤差など一定頻度で術後不満症例に遭遇し，そこが患者側・術者側の両者のハードルを上げている要因になっている．

本稿では，これまでの多焦点 IOL の術後成績を踏まえて，多焦点 IOL 挿入後のアフターフォローとして行うべき標準的な術後検査とともに，術後不満症例への対処法を中心に述べる．

多焦点 IOL の術後成績

2019 年に Negishi らによる日本国内の全国規模での前向き研究[1]では，1,384 眼の多焦点 IOL 挿入眼が対象となり，良好な遠方視力が得られ，中間視・近方視は IOL の種類により異なるものの，眼鏡不使用率が 68.4%であり，満足度の高い術式であることが報告された．手術全体の不満例は 4.1%であり，主たる原因は霞みとコントラスト低下であり，注目すべきは術前因子と術後満足度に関連性はみられなかったことである．

2014 年，Kamiya らが国内での多施設で多焦点 IOL 挿入後に摘出した症例の検討を報告した[2]．4,254 眼中摘出に至った症例が 50 眼(1.2%)であり，その原因はコントラスト感度の低下(36%)，グレア・ハロー(34%)，適応不全(32%)，屈折ずれ(20%)，術前期待過多(14%)であった．高畠らの単一施設での報告[3]では，2 焦点 IOL の摘出が 3.3%(72/2,182 眼)で，その原因は waxy vision (58.3%)が多く，焦点深度拡張型(Expended Depth of Focus：EDoF)IOL では 1.2%(16

---

* Norihito GOTOH，〒335-0021　戸田市大字新曽796　戸田ごとう眼科

/1,290眼)で，グレア・ハロー（81.3%）が多かった.

2015年1月12日までの多焦点IOL関連でエビデンスの高い214報をまとめたメタアナリシス[4]では，多焦点IOL挿入後の遠方平均裸眼視力は単眼で0.89，両眼で0.91であり，眼鏡不使用率が80.1%であった. コントラスト感度は，約1/3の研究では単焦点IOLと同等，2/3の研究では正常範囲ではあるものの，単焦点IOLより劣るという結果だった.

これまで述べてきた既報は主に2焦点IOLと一世代前のEDoF IOLが中心であった. 多焦点IOLの光学設計における進化は日進月歩の感があり，より明視域が広く，光学的エネルギーロスを抑えコントラスト低下を軽減した多焦点IOLが登場している. 2023年度の日本白内障屈折矯正手術学会（JSCRS）のClinical Survey[5]によると，「最も用いている多焦点IOLは？」に対する回答は，3焦点IOL（50.5%），連続焦点IOL（28.4%），EDoF IOL（11.3%）となっており，2焦点IOLは2.5%と大きく減じている.

国内で承認されている3焦点IOLはClareon PanOptix（Alcon社），ファインビジョンHP（BVI社），Vivinexジェメトリック（HOYA社）であり，連続焦点IOLは2焦点（TECNIS Multifocal）とEDoF（TECNIS Symfony）が組み合わさったTECNIS Synergy（Johnson & Johnson Vision社）がある. これまでは回折型多焦点IOLが主流であったものの，回折構造を持たず，波面収差をコントロールすることで焦点深度を拡張したX-WAVEテクノロジーを用いたClareon Vivity（Alcon社）も登場し，不快光視現象を単焦点IOLと同等に抑えることが期待できる. さらに，健康保険適用を取得したmonofocal plusにカテゴリーされる単焦点IOLより焦点を拡張したレンティスコンフォート（参天製薬），TECNIS Eyhance（Johnson & Johnson Vision社），Vivinexインプレス（HOYA社）もある. 自由診療になるものの国内未承認の多焦点IOLは，ここに書ききれないほ

どのバリエーションが存在する.

多焦点IOLを提供する施設は，自院での臨床成績に加えて，国内外の最新の報告にアンテナを張り巡らし，各種多焦点IOLの特徴（メリット・デメリット）を熟知したうえで，それらを患者にわかりやすく説明できる環境を整え，最良のIOL選択をしていただけるように尽力すべきである.

多焦点IOL挿入後に行うべき術後検査

まず前提として，単焦点・多焦点IOLにかかわらず，白内障術後の視機能，IOLの状態，合併症の確認は必要になる. したがって，視力検査，屈折検査，角膜曲率半径測定，散瞳下での細隙灯顕微鏡検査，眼底検査，角膜内皮細胞検査などは必須である. ここでは，多焦点IOL挿入後に行っておきたい術後検査について述べる.

1. 視力検査

上述の通り，単焦点IOL挿入眼であっても当然行う検査であるが，単焦点IOLの場合，裸眼および矯正下での遠方視力と近見視力（一般に30 cm）を行うことが多い. 多焦点IOLでは種類により近点と中間点が異なるため，特に近方から中間の距離を詳細に評価したい. そこで，当院ではランドルト環タイプの距離別の近距離・中距離視力表（図1）を用いて，30 cm，40 cm，50 cm，70 cmの片眼での裸眼視力および裸眼両眼開放視力を測定している.

多焦点IOLの特徴を理解するためには，焦点深度曲線（defocus curve）を測定する方法もある. 最良遠方視力が得られる屈折値を基準点とし，+1 diopter（D）から−4 D程度の幅で0.5 D刻みで球面度数を付加して視力測定を行う. 検査に時間を要するため，当院では全症例では行っておらず，使用経験の少ない多焦点IOLを用いたときや，近見視力の不安定な症例，協力が得られる症例で行うようにしている.

2. 屈折検査

オートレフラクトメータによる屈折検査は，視力検査と同様に，単焦点・多焦点IOLにかかわら

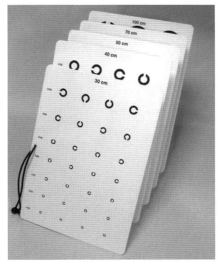

図 1. ランドルト近距離・中距離視力表
（テイエムアイ）
各視力表には，検査距離を一定に保てるように「ひも」がついており，簡便に距離別視力を測定できる．全距離視力計がなくても，安価に近中距離視力を評価することができる．

ず，術後に必ず行う検査である．多焦点 IOL の種類によって，自覚屈折値とオートレフによる他覚屈折値に相違があることがある．相違がある場合，他覚屈折値が近視側にずれることが多く，その点に留意した視力検査が必要になる．

3. 細隙灯顕微鏡検査

これまた術後に必須の検査であるが，多焦点 IOL において IOL の偏心・傾斜が生じた場合，高次収差が増加し大きく視機能低下をきたすことがある．アナログな方法ではあるが細隙灯顕微鏡を用いて，IOL のポジショニングを確認することは重要である．偏心・傾斜に加えて，多焦点 IOL の場合，トーリック IOL を選択することが多く，トーリックマークが術前計画位置にあるかも目視で確認する．前眼部解析装置や波面センサーによる IOL 解析は精度も高く可能であれば行っていきたい検査ではあるが，まず基本となるのは細隙灯顕微鏡による観察となる．

4. コントラスト感度

これまでの多焦点 IOL の欠点として，光学的エネルギーロスによるコントラスト感度の低下やそれに伴う waxy vision や霞みがあった．一方で，近年主に使用されている多焦点 IOL は光学的ロスが 10％前後で，従来の 2 焦点 IOL の約半分まで抑えられており，コントラストが低下する症例が少なくなっているものの，術後視機能評価として必須である．

選定療養による多焦点 IOL を行う場合，患者から徴収する料金には，①多焦点 IOL に係る差額と，②本療養に必要な検査の費用が含まれる．②は角膜形状解析検査（105 点），コントラスト感度検査（207 点）があり，それぞれ術前後各 1 回の費用を徴収することができる．したがって，保険請求時に二重にならないように注意する．

5. 問診・アンケート

多焦点 IOL の術後満足度や眼鏡使用状況，グレア・ハロー・スターバーストの不快光視現象などを問診や術後アンケートで確認している施設が多い．医師の問診のみでは患者の本音が引き出せないこともあり，視力検査時の視能訓練士のコメントや患者の感想も積極的に診療録に残すようにする．当院の多焦点 IOL 術後アンケートを図 2 に示す．アンケートをとることで，問診や検査では浮き彫りにならない患者の思いや各種多焦点 IOL の評価に有用である．

これまで不快光視現象を客観的に評価することが困難であったが，NPO 法人 紫外線から眼を守る Eyes Arc からリリースされているビジョンシミュレーター（Vision Simulator EyesArc, https://www.vs-eyesarc.org）を用いることで定量化が可能である．本シミュレーターは本来，様々なタイプの単焦点・多焦点 IOL 下における視野をシミュレートするアプリケーションツールであり，多様化する患者のライフスタイルに合わせた IOL 選びを補助するものである[6]．5 種類のシーン（運転（昼），運転（夜），買い物，リビング，カフェ）（図 3-a）に対応しており，運転（夜）のシーンではグレア・ハロー・スターバーストを細かく設定することができる（図 3-b）．

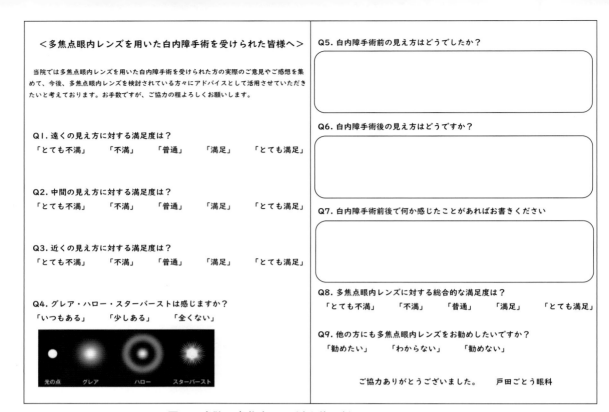

図 2. 当院で多焦点 IOL 挿入後に行っているアンケート
遠・中・近距離と総合的な満足度を 5 段階で評価してもらっている．術後 1 か月・1 年で行っている．

多焦点 IOL 挿入後の不満症例への対処法

多焦点 IOL は矯正視力の改善のみならず，裸眼視力，さらには近方裸眼視力まで改善できるメリットだけでなく，コントラスト低下，不快光視現象，屈折誤差に対する耐性の低下などのデメリットもある．図 3 のようなシミュレーター[6]により術後の見え方のイメージはつかみやすくなったものの，本当の意味での見え方を術前に体感することはできない．屈折誤差がなく術後良好な視力を得ているにもかかわらず，不満を漏らす症例は一定頻度で存在し，困ったことにそれを術前に予測することは困難である[1]．ここでは，多焦点 IOL 挿入後に不満が発生した際の対処法について述べたい．

1．とにかく不満に対して傾聴する！

非化学的であるが，筆者が最も大切にしている対処法といえる．多焦点 IOL には多かれ少なかれマイナス面が存在する．例えば，「暗くなると，光がギラギラして何も見えない！」と訴えてきた患者に，「手術前に説明したグレア・ハローだから仕方ない」や「遠くが 1.2，中間・近くも 1.0 裸眼で見えていますよ．全く問題ない」と医師から伝えられたらどうであろうか？ 患者の感情を逆なですることは目に見えている．まずは患者の不満に対して真摯に耳を傾けることが重要である．十分に傾聴したうえで，多焦点 IOL だからこそのメリットや良好な術後結果を説明したり，可能な対処法を提案したりすることもよい．強い不満を訴える症例であっても，多焦点 IOL のメリットを感じている場合は意外に多い．医師側が不満の訴えを拒絶せず受け入れることで，不満が薄れていくことは多い．

2．順応するまで待つ

多焦点 IOL 挿入後に器質的な問題がないにもかかわらず，術後視機能に患者が順応するまでに時間を要し，場合によっては順応できないことがある．手術により獲得した新たな視覚に対する視

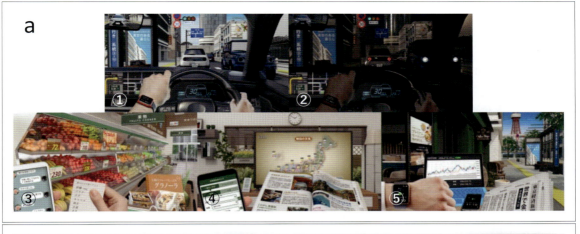
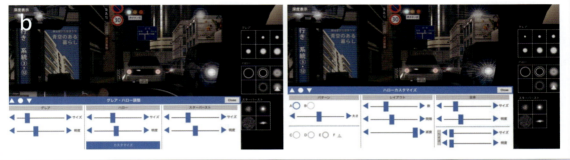

図 3. ビジョンシミュレーター(Vision Simulator EyesArc, https://www.vs-eyesarc.org)
様々なタイプの単焦点・多焦点 IOL 下における視野をシミュレートすることができ,5 種類のシーン(①運転(昼),②運転(夜),③買い物,④リビング,⑤カフェ)に対応している(a).運転(夜)のシーンではグレア・ハロー・スターバーストを詳細に評価できる(b).

覚中枢系の順応が関与している[7].多焦点 IOL 挿入後の患者は今まで経験したことのない視機能を獲得することになり,術直後では多焦点 IOL の性能を発揮できない可能性がある.術後視覚刺激を受けることが結果的に視覚的知覚学習となり,多焦点 IOL を介した視覚情報の処理を行うための神経回路が組み換えられ,効率的に視覚判断を行うことができる.この脳順応は,簡易なものから早く達成されていくため,遠方の視機能から向上して時間経過とともに明視域が近方に拡大していく.この点は実臨床でも日々感じるところであり,「近くを見るためには慣れが必要なので,焦らずに様子を見ましょう!」といった声かけを行っていく.

3. 術後屈折誤差対策

バイオメトリの進化や様々なバリエーションのIOL 計算式が登場し,術後屈折誤差は少なくなっている.さらに,術中にリアルタイム計測を行いIOL 度数決定ができる術中波面収差解析装置(ORA System,Alcon 社)が登場し,安心度は増している.一方で,いかなる最新のバイオメトリ・計算式を駆使しても,術後屈折誤差 0.5 D 以内に 100% 収めることは不可能である.多焦点 IOL は眼鏡の依存度を減らすことが目的であり,屈折誤差は命取りとなり,多焦点 IOL 挿入後の屈折誤差は術後不満の主な原因の 1 つである[4)8)].多焦点 IOL 挿入後の屈折誤差に対する対策について述べる.

1)眼鏡による矯正

多焦点 IOL は眼鏡の依存度を下げることが目的であり,矛盾しているように思われるが,屈折誤差が軽度の場合,必要時に眼鏡を使用していただくことで対応できることもある.特に軽度遠視側にずれたものの遠方視が良好である場合,細か

い近方視で不自由を感じる患者では，躊躇せず+1.0 D 程度の近用眼鏡や拡大鏡使用を提案することも多い．多焦点 IOL のゴールは眼鏡を使用しないことのように思われがちであるが，あくまで眼鏡の使用頻度を減らして quality of vision を向上させることが目的になる．筆者は眼鏡使用率にはあまりこだわっておらず，脳順応が落ち着いてくると最終的に眼鏡不要になるケースも多い．

2）IOL 交換

IOL 交換は術後早期か晩期かにより難易度が大きく異なってくる．術後早期の摘出であれば，水晶体嚢収縮や線維化が軽度のため，嚢内から IOL を摘出し，新たに IOL を再度嚢内固定することは比較的容易である．高畠らは多焦点 IOL を挿入した 88 眼に対して，術後 1 か月を目安に IOL 交換を行い，全例で IOL を再度嚢内固定できたと報告している[3]．一方で，術後からある程度経過していると，嚢収縮や線維化により IOL 支持部と癒着が生じる．Viscoadaptive 型の粘弾性物質（ヒーロン V，エイエムオー・ジャパン社）などを用いて，嚢と IOL の癒着を丁寧にはがしてから IOL を嚢外で導くようにする．癒着が強い場合，嚢損傷をきたし，硝子体脱出を認めるリスクがある．強固な癒着の場合，IOL 支持部を切断して嚢内に残し，IOL 光学部のみを摘出する方法もある．IOL を小切開創から摘出するために，眼内で IOL を切断する方法や折りたたむ方法，また Fukuoka らがインジェクターを用いて，IOL を切らずに小切開創から摘出する方法を報告している[9]．

屈折誤差に対しての IOL 交換は，比較的術早期に決断しやすく，自院の場合や他院からの紹介であっても早期であれば IOL 交換は有効な対処法であるが，術後時間が経過している症例では，IOL 交換によるリスクと他法を比較検討したうえで治療方針を決定していく．

3）エキシマレーザーによるタッチアップ

Laser in situ keratomileusis（LASIK）を中心としたエキシマレーザーによる屈折矯正手術は屈折矯正外科手術として 30 年以上の歴史があり，現在の屈折矯正白内障手術の矯正精度目標が±0.5 D 以内であるのに対して，LASIK の矯正精度は±0.25 D 以内の領域にある．すなわち，軽度な屈折誤差にも対応可能であり，さらに波面収差解析に基づく wave front guided LASIK では眼球高次収差を含めた矯正が可能であり，conventional LASIK と比較して，多焦点 IOL 挿入眼との相性は良いといえる．

問題点としては，エキシマレーザーの設備投資が非常に高価であり，どの施設でも所有することが難しいこと，自費診療による費用の問題，フラップ作成によるドライアイ惹起がある．

4）Add on IOL

2 次挿入用に開発された追加レンズである Add on IOL は，主に親水性アクリル製で柔らかく，ソフトに毛様溝に固定する構造になっており，IOL の厚みも薄く虹彩を持ち上げたり，虹彩裏面をこすったりしないような形状をしている．毛様溝固定のため前房深度 2.8 mm 以上程度が適応となる．LASIK のように特別な設備投資は不要で，白内障手術に必要な設備があれば導入可能である．まだまだ一般的ではないものの，今後，屈折誤差対策の主軸になっていく可能性は高い．

複数社から販売されているが，1stQ 社の 4 点支持型 Add on IOL を紹介する．球面と乱視矯正のみならず，回折構造を有した 3 焦点・EDoF 多焦点 IOL や黄斑変性用の拡大 IOL もラインナップされている（図 4）．多焦点 IOL 挿入後の屈折誤差対応のみならず，すでに単焦点 IOL が挿入されて IOL 交換が困難な場合の多焦点 Add on IOL の 2 次挿入といった選択肢も可能になる．Add on IOL の IOL 計算は元々の対象矯正度数が小さいということもあり，矯正範囲が±5 D 以内であれば，単純な掛け算（眼鏡矯正投下球面度数/0.7）でほぼずれなく計算できる．各販売メーカーのカリキュレータを使用することもできるし，Asia-Pacific Association of Cataract and Refractive Surgeons（APACRS）の Barrett Rx Formula でも IOL 交換や Add on IOL のモデルを算出することができる．

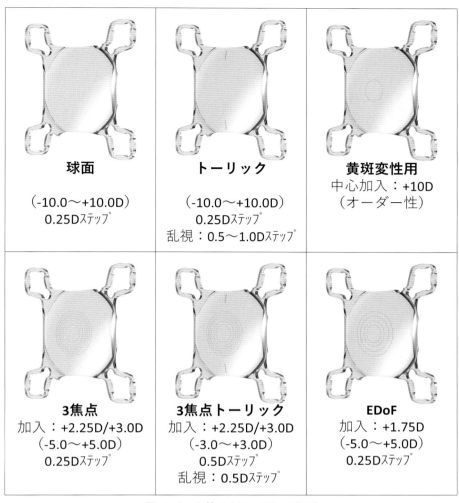

図 4. 1stQ 社 Add on IOL の概要
球面と乱視矯正のみならず，3焦点・EDoF 多焦点 IOL や黄斑変性用の拡大 IOL もラインナップされている．

問題点としては，LASIK のタッチアップと同様に自費診療による費用の問題と国内未承認のため医師の裁量で個人輸入による対応が必要であることである．目標矯正度数が−3 D 以上の近視であれば，近視矯正手術用の国内認可の取れている implantable collamar lens(ICL，STAAR 社)を認可外使用として piggyback に用いる方法もある[10]．

5）その他の注意点

ドライアイは多焦点 IOL 挿入後の術後不満の原因として注目されている[4)8)]．術前検査の時点でドライアイの有無を注意深く診察し，治療を行ったうえで白内障手術に臨んだほうが好ましい．また術前にドライアイを認めない症例であっても，手術侵襲や術後 NSAIDs 点眼の影響などで術後から眼表面が悪化することがあり注意が必要である．

加齢変化や白内障手術に伴う眼瞼下垂症や皮膚弛緩症による上方からの眼瞼狭小化による視機能低下も見逃せない．中川らは眼瞼下垂症例の21％に白内障手術既往があったことを報告[11]しており，澤野らはレンティスコンフォートの上眼瞼狭小化の影響を網膜シミュレーションで報告[12]した．実臨床でも「瞼を持ち上げるとよく見えるのだけど…」といった訴えを耳にすることが多い．筆者は，白内障術前より眼瞼下垂症が目立つ症例において，眼瞼下垂症の手術を先行して行うよう

にしている．

後発白内障や後部硝子体剥離による中間透光体の混濁にも注意を要する．単焦点IOLでは臨床上問題にならなかった軽度の中間透光体混濁であっても，多焦点IOLの場合，視機能低下をきたすことがある．多焦点IOLそのものの不具合ではなくIOL交換の可能性がない場合，後発白内障に対する積極的なNd-YAGレーザーによる後嚢切開術も一法である．後部硝子体剥離による硝子体混濁の有無は術前から注視すべきであるが，術後長期経過からの発生予測は難しい．硝子体ゲルの状況を注意深く観察し，もし硝子体混濁に伴う不快症状が続く場合，議論があるものの硝子体手術という選択肢があることを申し添えると，患者は安心する．

おわりに

本邦で多焦点IOLが認可されて早くも約20年が経過している．以前の多焦点IOLは光学的不具合の不満が多かったが，光学設計の改良と先進医療へ組み込まれたことにより症例数が増加した．2023年度のJSCRS Clinical Survey[5]によると，多焦点IOLを使用している術者は60％で，全IOL症例のうち多焦点IOLを用いる割合は，先進医療終了年の2020年で5.1％に対し，選定療養以降は減少傾向にあり2023年で3.5％であった．欧米（米国白内障屈折矯正手術学会2019年：8％，欧州白内障屈折矯正手術学会2021年：11％）と比較すると低い水準となっている．

多焦点IOLは高いエビデンスで有効性が確立した治療法[1)4]であるのに対して，日本において多焦点IOLの使用率が少ないことにはいくつかの要因が考えられる．日本はすべての国民が公的医療保険に加入する国民皆保険制度を導入しており，すべての国民が同じ費用負担で高いレベルの医療を受けることができる．多焦点IOLが医科として初めて選定療養に組み込まれたことは画期的であるが，選定療養・自由診療いずれにしても患者の自己負担額が多くなるのは周知の事実であ

る．医師側からすると，一番の足かせは一定頻度でみられる術後不満症例とその術前因子との関連が確立していない[1]，すなわち術前にそれを予測することが難しいことであろう．多焦点IOLを成功させるには，患者のライフスタイルや希望とIOL特性をマッチングさせる必要があり，カウンセリングや術前検査に労力を要する一方で，スタッフ教育や説明動画の活用などで医師の負担を軽減することも可能である．当院では白内障手術の日程が決定した時点で，眼底疾患を有するような多焦点IOL適応外を含めたすべての患者に，IOLの選択肢を説明した自作ビデオを見てもらい，多焦点IOLに興味があり，適応がある患者には詳細のカウンセリングを行っている．

本稿では多焦点IOL挿入後のアフターフォローとして一般的な術後検査と対処法を中心に述べた．実は多焦点IOLだからといって特殊な検査や術後フォローが必要なわけではなく，単焦点IOLであっても現代の屈折矯正を意識した白内障手術においては必要なものばかりである．

文 献

1) Negishi K, Hayashi K, Kamiya K, et al：Nationwide Prospective Cohort Study on Cataract Surgery with Multifocal Intraocular lens Implantation in Japan. Am J Ophthalmol, **208**：133-144, 2019.
   Summary 本邦における多焦点IOLに関する全国規模での前向き多施設共同研究であり，必読の文献．
2) Kamiya K, Hayashi K, Shimizu K, et al：Multifocal intraocular lens explantation：a case series of 50 eyes. Am J Ophthalmol, **158**：215-220, 2014.
   Summary 日本における多焦点IOL挿入後にIOL摘出に至った症例の多施設研究．
3) 高畠 隆, 高橋 真：回折型2焦点眼内レンズと焦点深度拡張型眼内レンズの摘出に至った症例の検討. 日眼会誌, **124**：494-500, 2020.
4) Rosen E, Alio JL, Dick HB, et al：Efficacy and safety of multifocal intraocular lenses following cataract and refractive lens exchange：Meta-

analysis of peer-reviewed publications. J Cataract Refract Surg, **42**：310-328, 2016.
Summary 多焦点 IOL 関連でエビデンスの高い 214 報をまとめたメタアナリシス.

5) 佐藤正樹, 田淵仁志, 神谷和孝ほか：2023 JSCRS Clinical Survey. IOL&RS, **37**：358-381, 2023.

6) 佐々木 洋：ビジョンシミュレーターを使った眼内レンズの選択. 日本白内障学会誌, **35**：47-49, 2023.

7) Cervino A, Hosking SL, Montes-Mico R：Retinal straylight in patients with monofocal and multifocal intraocular lenses. J Cataract Refract Surg, **34**：441-446, 2008.

8) Gibbons A, Ali TK, Waren DP, et al：Causes and correction of dissatisfaction after implantation of presbyopia-correcting intraocular lenses. Clin Ophthalmol, **10**：1965-1970, 2016.

9) Fukuoka S, Kinoshita T, Morita S, et al：Intraocular lens extraction using the cartridge pull-through technique. J Cataract Refract Surg, **47**：70-74, 2021.

10) Kojima T, Horai R, Hara S, et al：Correction of residual refractive error in pseudophakic eyes with the use of a secondary piggyback toric Implantable Collamar Lens. J Refract Surg, **26**：766-769, 2010.

11) 中川喜博, 磯辺絢子, 河合憲司：低侵襲白内障術後 1 カ月における眼瞼下垂の検討. 眼科手術, **25**：601-603, 2012.

12) 澤野宗顕, 大沼一彦, 永田万由美ほか：LS-313MF 挿入眼に対する上眼瞼の影響. 日本白内障学会誌, **34**：71-75, 2022.

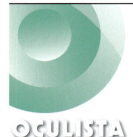

特集/術者が伝えたい！眼内レンズ挿入後のアフターフォロー

眼内レンズ縫着術

塙本 宰*

Key Words: 眼内レンズ縫着(sutured IOL), 眼内レンズ傾斜(IOL tilt), 眼内レンズ亜脱臼(subluxated IOL), 強膜フラップ(scleral flap), 眼内炎(endophthalmitis)

Abstract: IOL 縫着術後は通常の早期合併症に加えて，縫着糸の劣化や強膜の融解などの晩期合併症が発生する場合がある．術後フォローの診察間隔は術後網膜硝子体の合併症が起こらないかを 2～3 か月まで，それ以降は IOL の位置，強膜の糸の固定部位，周辺部網膜，黄斑 OCT を定期的に検査する．黄斑浮腫に対してはステロイドのテノン囊下注射，網膜裂孔や網膜剝離に対してはレーザー光凝固や硝子体手術を行う．3 か月以降のフォローは 6 か月～1 年ごとに同様の検査をして経過観察を行う．問題なく経過する症例も多いが，トラブルが発生したときには冷静に IOL と強膜と網膜硝子体の状態をみて対策を考えることが肝要である．

はじめに

従来，水晶体囊による支持がない場合の眼内レンズ(IOL)の固定を行う場合には，前房 IOL や後房 IOL の強膜二次固定術が行われている．

本邦で IOL 縫着と一般的に言われている術式は 1950 年代に Perry ら[1]によって最初に報告されたことが始まりで，その時代は角膜移植と同時に行うオープンスカイ手術での報告が多く，その後，Malbran らが水晶体囊内摘出術(ICCE)後の無水晶体に対して ab externo で行う IOL 縫着を 1986 年に報告し[2]，1991 年に Lewis により対面通糸が報告された方法が行われるようになった[3]．以降，様々な術式が報告[4]~[8]されて，小切開で全長が長めの foldable IOL を用い，固定位置は毛様溝か毛様体扁平部，糸は 9-0 ポリプロピレン(PP)かポリフッ化ビニリデン(PVDF)，ゴアテックスが用いられるようになってきた．強膜への縫着方法も様々で三角フラップからポケット縫着[7][9]や Z 縫合[10]などが行われている．

一方で新しい IOL 二次挿入術として IOL 強膜内固定術が報告[11]~[14]され，急速に広まっている．Gabor ら(2007 年)，Agarwal ら(2008 年)や小早川ら(2010 年)による鑷子の方法，Ohta らによる Y-fixation 法(2012 年)，Yamane らによるフランジ法(2014 年)と変化して長期成績も報告されるようになり強膜内固定が治療の割合を大きく占めるようになってきている．その基本術式は，眼内に挿入した IOL のハプティクスを強膜に作製した孔より眼外へ抜き出し，その支持部先端を強膜トンネル内に挿入して固定するというものである．硝子体鑷子などで把持する方法から始まり，針やカテーテルを用いてハプティクスを出す方法[15][16]へとバリエーションが拡大していった．

しかしながら，現在も通常の無水晶体眼例や多焦点 IOL の亜脱臼などのワンピース特殊症例では，IOL 縫着法は忘れてはいけない重要な手技である．本特集では IOL 縫着術の術後のアフターフォローとマネージメントについて私見を交えて述べたい．

* Tsukasa HANEMOTO, 〒310-0812 水戸市浜田 1-4-6 はねもと眼科，院長

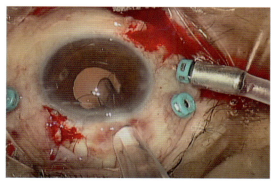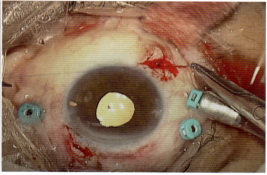

a|b 図 1. インジェクターを用いた IOL 縫着
a：糸を支持部に結びつけた IOL をインジェクターを使用して挿入する.
b：強膜の三角フラップ下に糸を結びつけて結び目を被覆する.

IOL 縫着術の適応と術式

基本的に IOL 縫着術の適応は水晶体嚢による支持が得られない白内障手術が適応である．チン小帯脆弱・断裂例で白内障手術の手術中に一次手術で追加で行われる場合や，硝子体切除の準備がない場合や外傷の初期手術治療・増殖硝子体網膜症（PVR）など，特殊症例手術の無水晶体眼で一次手術を意図的に終えて術後眼内の状況が落ち着くまで待って，後日二期的に手術が行われる場合がある．手術手技としては，ab externo 法[3]，ab interno 法[4]，無縫合法（Z-suture）[10]，Hoffman 強膜ポケット法[17]などバリエーションがある．

IOL の固定は支持部に糸を結びつけるのが基本であるが，2 点で固定，4 点で固定する方法がある．IOL 固定位置は毛様溝縫着，毛様体扁平部縫着がある．

IOL 縫着術式の特徴と術後問題点

強膜フラップを作成して IOL 毛様溝縫着固定を行う方法の最大の特徴は，IOL の支持部と強膜に糸を結わえつけて通常強膜に対して縫合糸を通糸して結び目を作成することである．このことが，縫合糸の破損や結び目の露出などの合併症を引き起こす可能性がある[18]．

また IOL 縫着は糸のついた IOL を眼内に挿入する際に，糸の位置がスリップしたりすることが問題である．糸の結び方を永原のダブルカウヒッチ法[19]で抜けないようにしたり，インジェクターを用いて挿入したりする[8]（図 1）．

IOL 縫着術の毛様溝への通糸の精度に関しては，UBM（ultrasound biomicroscopy）を用いた Manabe らの報告[20]では問題なく手術が行われていても 38％，Steiner らの報告[21]で 33％しか正確にハプティクスが毛様溝に縫着されていないことがわかっている．

IOL 縫着後の IOL の傾斜と偏位については，毛様溝縫着後の IOL に 10°以上の tilt が生じた頻度は 11.4〜16.7％とされており[22]，ハプティクスを毛様溝に 2 点とも正確に固定することは先述の通糸位置同様に難しいと考えられる．Durak らは，IOL 縫着後の IOL の tilt と偏心についてプルキンエ像を利用して 6.09±3.80°と 0.67±0.43 mm であったと報告[23]している．Hayashi らは Scheimpflug video photography を用いて IOL 縫着後の tilt 6.35±3.09°と偏心 0.62±0.31 mm と報告[24]し，in-the-bag IOLs では tilt が 3.18±1.66°で偏位が 0.29±0.21 mm であった．Oshika らも同じく Scheimpflug video photography を用いて tilt が 4.43°で偏位が 0.28 mm であったと報告[25]している．

術後合併症とその対策

1．縫着糸と IOL の脱落

ハプティクスが正確に毛様溝固定されるとその周りに線維化が生じるが，ハプティクスの 2/3 は，毛様溝よりも後極寄りにあるため[20]に縫着用の糸単独でぶら下がっていることが多く，その糸の劣

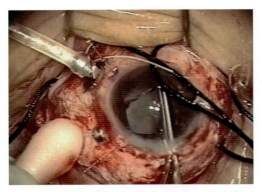

図 2. 縫着した支持部の片方が切れて反対側の支持部を牽引している場面
反対側の支持部は毛様体に癒着して簡単には取れなかった．最終的に支持部を切断して短く残した．

化に伴い症例によっては片方の固定が外れることがある．IOL 縫着術後の糸が切れる報告としては，Vote らは術後 4 年で 27.8％が糸が切れて再手術となった[26]と報告し，Asadi らは子どもに行った症例で術後 7〜10 年して 24％が糸が切れて再手術となったと報告[27]している．Luk らは1.9％が平均 73 か月の観察期間に糸が切れて IOL が落下した報告[28]や，McAllister らは 6％（5/82眼）で平均 5 年後に糸が切れたと報告[29]している．近年，Price ら[30]が報告した術後 7〜14 年して糸が切れて再手術した症例の検討によると，全例 10-0 PP で PP のクラックや糸の内部に変性が認められたことより，10-0 PP の劣化が IOL の脱落につながっていると考えて，結論を 9-0 以上の PP の使用を推奨するとしたことから ASCRS では 9-0 PP とゴアテックスの使用を強く推奨する考えが広まっている．

縫着の糸が切れてしまった場合の対策であるが，基本的に長期経過の症例が多いため，筆者は IOL を摘出・交換して新しい IOL の強膜内固定を勧めたい．IOL を摘出する場合には通常片方の糸だけが切れている場合が多いので，糸が切れていない支持部を毛様溝を損傷しない程度に引っ張り，残ったほうの支持部が簡単に外れるようならそのまま IOL を摘出する．

支持部を引っ張っても外れない場合には支持部を切断して IOL を摘出する．外れた支持部をもう一度縫着して IOL を再利用する方法もあるが，前回縫着した強膜の状態をみて結膜が癒着して瘢痕化している場合は，無理せずに IOL を摘出して違う場所に固定する（図 2）．

2．縫着糸による強膜と結膜の erosion

IOL 縫着では結び目を強膜に直接行うより，強膜フラップを作って埋没するほうが，強膜の erosion の発生が少ないことがわかっている．それでも強膜の糸の結び目周囲の erosion が強膜弁作製例の 17％に 6〜18 か月の経過で発生する[31]．Uthoff らは術後 1 年の経過で 624 眼中に 17.9％強膜の erosion が発生したと報告した[32]．基本的に糸の結び目は，方法は三角フラップやポケットなど様々な選択肢があるが強膜で覆うことが重要である．Luk らは 3.8％（4/104 眼）が平均 73 か月（12〜180 か月）の観察期間に糸の結び目が露出したと報告[28]している．IOL 縫着術では，縫合糸の結び目は最初はよく埋没しているが，長期経過では結び目が露出するようになることが示唆されている．

糸が露出したり erosion が発生した場合には，まず糸の抜去を行い支持部が毛様溝に固着して外れないか軽く引っ張ってみる．外れなければ経過観察する．外れれば IOL を摘出し，再度 IOL 縫着か強膜内固定を，部位を変更して行う．

重篤な場合は糸の露出部から眼内炎を発症する場合がある．その場合には強膜の糸を完全に抜去して IOL も摘出する（図 3）．

3．その他の合併症

IOL 縫着術では小切開硝子体手術がない時代のものが報告されているので，比較的深刻な合併症が多い．しかし，比較的新しい多症例報告の Luk らの報告[28]では，網膜剝離 1.0％，脈絡膜剝離 1.0％，囊胞様黄斑浮腫（CME）1.0％，晩期 IOL 偏位 1.9％などである．強膜内固定の長期経過について Kumar らの報告[33]では optic capture が4.3％，CME が 1.9％で，IOL 偏位が 3.3％であった．近年の小切開硝子体手術の手技を用いると，おそらく合併症も IOL 縫着と強膜内固定に差が

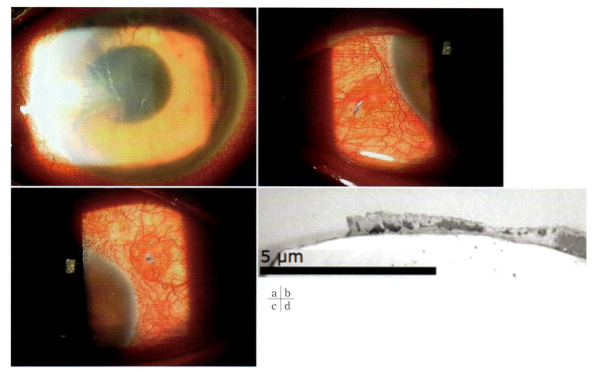

図 3. 術後 9 年目に眼内炎になった IOL 縫着症例(66 歳,男性)
a：術後 9 年目にデスメ膜襞と前房蓄膿を認めた.
b：2-8 時の強膜三角フラップは融解し両側とも糸が露出.眼内炎の原因と考えられた.
c：糸は抜去して IOL は摘出とした.
d：抜去した縫着糸(10-0PP)の拡大.糸表面に細胞が侵蝕し不整となり,経年性の劣化を疑う所見を認めた.

ない可能性が高いのではないかと考えられる.また視力予後においても Ganekal らの報告[34]では 25 眼 IOL 縫着と強膜内固定 25 眼を比較したが,視力が 20/40 以上が IOL 縫着 88％,強膜内固定 84％で有意差はなかったが,術後炎症と眼圧上昇と術後合併症は強膜内固定のほうが有意に少なかったとしている.

IOL 縫着術後のアフターフォローのポイント

フォローの診察間隔は,術後網膜硝子体の合併症が起こらないかを 2〜3 か月まで,それ以降は IOL の位置,強膜の糸の固定部位,周辺部網膜,黄斑 OCT を定期的に検査する.黄斑浮腫に対してはステロイドのテノン嚢下注射,網膜裂孔や網膜剝離に対してはレーザー光凝固や硝子体手術を行う.術後 3 か月以降のフォローは 6 か月〜1 年ごとに同様の検査をして経過観察を行う.

合併症の発見は患者への教育が案外大事で症状が発生したらすぐに受診してもらう旨を説明しておくことである.具体的には眼の痛み,視力の変化,単眼性複視などの症状があれば早めに受診するように説明しておく.

術後縫着 IOL の偏位や脱落が発生した場合には,縫着糸の調整や再手術が必要な場合がある.簡単な方法で一旦対処するか,IOL 摘出強膜内固定を行うかなど熟慮して対応を考える.

最後に

IOL 縫着術後は術後早期に問題なく経過しても,長期経過後に糸の劣化の問題や強膜の融解などの問題が発生する可能性がある.問題なく経過する症例も多いが,トラブルが発生したときには冷静に IOL と強膜と網膜硝子体の状態をみて対策を考えることが肝要である.

文　献

1) Apple DJ, Price FW, Gwin T, et al : Sutured ret-ropupillary posterior chamber intraocular lenses for exchange of secondary implantation. Oph-thalmology, **96** : 1241-1247, 1989.

2) Malbran ES, Malbran E Jr, Negri I : Lens guide suture for transport and fixation in secondary IOL implantation after intracapsular extraction. Int Ophthalmol, **9** : 151-160, 1986.

3) Lewis JS : Ab externo sulcus fixation. Ophthal-mic Surg, **22** : 692-695, 1991.

4) Smiddy WE, Sawusch MR, O'Brien TP, et al : Implantation of scleral-fixated posterior cham-ber intraocular lenses. J Cataract Refract Surg, **6** : 691-696, 1990.

5) 門之園一明：毛様体扁平部縫着術　眼内からの刺入による毛様体扁平部縫着：その手技と合併症．IOL&RS, **21** : 323-326, 2007.

6) 井上　康：毛様体扁平部縫着術　眼外からの刺入による毛様体扁平部縫着：その手技と合併症．IOL&RS, **21** : 327-331, 2007.

7) 德田芳浩：比較的小切開眼内レンズ縫着法．あたらしい眼科, **29**(2) : 189-193, 2012.

8) 埇本　宰：インジェクターを用いた7.0 mmフォーダブル眼内レンズの毛様溝縫着術．IOL&RS, **24** : 90-94, 2010.

9) 松島博之, 並木滋人, 埇本　宰ほか：眼内レンズ縫着術(ab externo 法)におけるポケットフラップ埋没法の効果．臨眼, **66**(4) : 433-436, 2012.

10) Szurman P, Petermeier K, Aisenbrey S, et al : Z-suture : a new knotless technique for transs-cleral suture fixation of intraocular implants. Br J Ophthalmol, **94** : 167-169, 2010.

11) Gabor SG, Pavlidis MM : Sutureless intrascleral posterior chamber intraocular lens fixation. J Cataract Refract Surg, **33** : 1851-1854, 2007.

12) Agarwal A, Kumar DA, Jacob S, et al : Fibrin glue-assisted sutureless posterior chamber intra-ocular lens implantation in eyes with deficient posterior capsules. J Cataract Refract Surg, **34** : 1433-1438, 2008.

13) Ohta T, Toshida H, Murakami A : Simplified and safe method of sutureless intrascleral posterior chamber intraocular lens fixation : Y-fixation technique. J Cataract Refract Surg, **40** : 2-7, 2014.

14) 小早川信一郎, 松本　直, 権田恭広ほか：支持部を強膜内に固定する新しい眼内レンズ二次挿入術の早期成績．眼科手術, **23** : 125-130, 2010.

15) Yamane S, Inoue M, Arakawa A, et al : Suture-less 27-gauge needle-guided intrascleral intra-ocular lens implantation with lamellar scleral dissection. Ophthalmology, **121** : 61-66, 2014.

16) Akimoto M, Taguchi H, Takayama K, et al : Intrascleral fixation technique using catheter needles and 30-gauge ultrathin needles : lock-and-lead technique. J Cataract Refract Surg, **41** : 257-261, 2015.

17) Hoffman RS, Fine H, Packer M : Scleral fixation without conjunctival dissection. J Cataract Refract Surg, **32** : 1907-1912, 2006.

18) Jacob S : Intrascleral IOL Fixation. Asia Pac J Ophthalmol(Phila), **6**(4) : 381-387, 2017.

19) 永原　幸：IOL 縫着手技の手術教育．眼科手術, **27**(3) : 314-322, 2014.

20) Manabe S, Oh H, Amino K, et al : Ultrasound biomicroscopic analysis of posterior chamber intraocular lenses with transscleral sulcus suture. Ophthalmology, **107** : 2172-2178, 2000.
Summary　UBM で縫着の位置を確認した文献.

21) Steiner A, Steinhorst UH, Steiner M, et al : Ultra-sound biomicroscopy for localization of artificial lens haptics after trans-scleral suture fixation. Ophthalmologe, **94** : 41-44, 1997.

22) Por YM, Lavin MJ : Techniques of intraocular lens suspension in the absence of capsular/zonular support. Surv Ophthalmol, **50** : 429-462, 2005.

23) Durak A, Oner HF, Koçak N, et al : Tilt and decentration after primary and secondary trans-sclerally sutured posterior chamber intraocular lens implantation. J Cataract Refract Surg, **27** : 227-232, 2001.

24) Hayashi K, Hayashi H, Nakao F, et al : Intraocu-lar lens tilt and decentration, anterior chamber depth, and refractive error after trans-scleral suture fixation surgery. Ophthalmology, **106** : 878-882, 1999.

25) Oshika T, Sugita G, Miyata K, et al : Influence of tilt and decentration of scleral-sutured intraocu-lar lens on ocular higher-order wavefront aber-ration. Br J Ophthalmol, **91**(2) : 185-188, 2007.

26) Vote BJ, Tranos P, Bunce C, et al : Long-term outcome of combined pars plana vitrectomy and

scleral fixated sutured posterior chamber intra-ocular lens implantation. Am J Ophthalmol, **141**：308-312, 2006.

27）Asadi R, Kheirkhah A：Long-term results of scleral fixation of posterior chamber intraocular lenses in children. Ophthalmology, **115**：67-72, 2008.

28）Luk AS, Young AL, Cheng LL：Long-term outcome of scleral-fixated intraocular lens implantation. Br J Ophthalmol, **97**(10)：1308-1311, 2013.

29）McAllister AS, Hirst LW：Visual outcomes and complications of scleral-fixated posterior chamber intraocular lenses. J Cataract Refract Surg, **37**：1263-1269, 2011.

30）Price MO, Price FW Jr, Werner L, et al：Late dislocation of scleral-sutured posterior chamber intraocular lenses. J Cataract Refract Surg, **31**：1320-1326, 2005.

Summary　10-0 PP の経年劣化を示した文献.

31）Solomon K, Gussler JR, Gussler C, et al：Incidence and management of complications of transsclerally sutured posterior chamber lenses. J Cataract Refract Surg, **19**：488-493, 1993.

32）Uthoff D, Teichmann KD：Secondary implantation of scleral-fixated intraocular lenses. J Cataract Refract Surg, **24**：945-950, 1998.

33）Kumar DA, Agarwal A, Packiyalakshmi S, et al：Complications and visual outcomes after glued foldable intraocular lens implantation in eyes with inadequate capsules. J Cataract Refractive Surg, **39**：1211-1218, 2013.

34）Ganekal S, Venkataratnam S, Dorairaj S, et al：Comparative evaluation of suture-assisted and fibrin glue-assisted scleral fixated intraocular lens implantation. J Refract Surg, **28**：249-252, 2012.

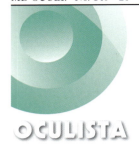

特集／術者が伝えたい！眼内レンズ挿入後のアフターフォロー

眼内レンズ強膜内固定術（鑷子法）の術後ケア
―合併症と対処法―

太田俊彦*

Key Words : IOL 強膜内固定術（intrascleral IOL fixation），鑷子（forceps），合併症（complication），T-fixation technique，Y-fixation technique，Advanced T-fixation technique，P-fixation technique

Abstract : 眼内レンズ（IOL）強膜内固定術は，IOL 支持部を鑷子で抜き出す手技（鑷子法）と注射針で抜き出す手技（注射針法）の2つに大別される．強膜内固定術は，鑷子法により発展してきた歴史があり，鑷子による IOL 支持部の把持や抜き出しは容易であるとともに，IOL 偏位（偏心・傾斜）が少ないことなどの利点を有している．鑷子法の主な合併症は，支持部結膜下露出，支持部結膜上脱出，IOL 偏位，術後低眼圧，術後高眼圧，硝子体出血，虹彩捕獲，囊胞様黄斑浮腫（CME）などがある．支持部結膜上脱出や虹彩捕獲を認めた場合には，観血的処置が必要となる場合がある．さらに術後低眼圧予防として，より小切開化を目指して 27 G 鑷子を用いて支持部を抜き出す Advanced T-fixation technique とともに，鑷子法とフランジ固定を組み合わせて合併症フリーを目指した P-fixation technique がある．

はじめに

眼内レンズ（IOL）強膜内固定術は，IOL 支持部を鑷子で抜き出す手技（鑷子法）と注射針で抜き出す手技（注射針法）の2つに大別される．強膜内固定術は，鑷子法により発展してきた歴史があり，鑷子による IOL 支持部の把持や抜き出しは容易であるとともに，IOL 偏位（偏心・傾斜）が少ないことなどの利点を有している．2007 年にドイツの Gabor ら[1]は，支持部を鑷子で抜き出して，その先端部を強膜トンネル内に固定する本術式を初めて報告した．それまで IOL 二次挿入術として，我が国では IOL 縫着術が主に用いられてきたが，縫着操作の煩雑さ，術後 IOL 偏心・傾斜，縫着糸の経年劣化による術後の IOL 偏位・落下などの問題点

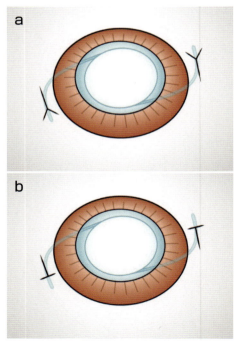

図 1．Y-fixation technique と T-fixation technique
a：Y-fixation technique．Y 切開を用いる．
b：T-fixation technique．T 切開を用いる．

---

* Toshihiko OHTA, 〒410-2295 伊豆の国市長岡 1129 順天堂大学医学部附属静岡病院眼科，特任教授

を有しており，新しい術式の登場が待たれていた．そして2008年にインドのAgarwalら[2]がフィブリン糊を用いるglued IOL techniqueを報告して，強膜内固定術は世界中に急速に普及することとなった．筆者らは2012年にフィブリン糊不要のより簡便なY-fixation technique[3]（図1-a）と，その後にT-fixation technique[4]（図1-b）を報告したが，さらに2017年にYamaneら[5]がよりシンプルで低侵襲手術であるダブルニードル法併用フランジ固定（以下，フランジ固定）を報告して，さらなる大きな拡がりを見せている．Gaborらの最初の報告から，これまでの17年間の強膜内固定術の発展には目覚ましいものがあるが，現在までに様々な新しい工夫や問題点が報告されている．本稿では，鑷子法を用いた強膜内固定術の合併症とその対処法について述べる．

合併症の内訳と発症頻度

強膜内固定術を2007年に最初に報告したドイツのGaborらは，24G針を用いて小孔を作製した後に25G鑷子を用いて支持部を抜き出し，支持部先端を強膜トンネル内に固定する術式を報告した．Gaborら[6]は2010年にその術式の中期術後成績について報告している．対象は欧州の4施設で強膜内固定術を施行した63例63眼であり，平均経過観察期間は6.8±6か月（1〜22か月）である．合併症は，角膜浮腫5眼（7.94%），持続性眼圧上昇2眼（3.17%），IOL偏位2眼（3.17%），硝子体出血2眼（3.17%），嚢胞様黄斑浮腫（CME）1眼（1.59%），持続性低眼圧1眼（1.59%），虹彩捕獲1眼（1.59%）を認め，すべての合併症は術後4週以内に発症したと報告している．IOL偏位例は支持部を再度強膜トンネル内へ挿入するなど整復は容易で，前眼部や後眼部の炎症や術後眼内炎は認めなかったと述べている．さらに縫着術と比較して，煩雑な縫合操作がないこと，縫着糸に起因する合併症がないこと，IOLの偏心・傾斜のリスクが低いことなどの利点について述べている．

Agarwalら[2]は，2008年に20G針を用いて小孔を作製した後に25G鑷子を用いて支持部を抜き出し，強膜半層弁とフィブリン糊を併用して支持部を強膜トンネル内に固定するglued IOL techniqueを報告した．

そして2013年にKumarら[7]はglued IOL techniqueの中期術後成績を報告している．対象はフォーダブルIOLを使用して強膜内固定術を施行した185例208眼であり，平均経過観察期間は16.7±10.2か月（6〜55か月）である．早期合併症は29眼（13.9%）に認め，その内訳は，角膜浮腫12眼（5.8%），前房中浮遊細胞（2＋，3＋，4＋）10眼（4.8%），角膜上皮欠損4眼（1.9%），一過性眼圧上昇1眼（0.5%），前房出血1眼（0.5%），IOL偏位1眼（0.5%），晩期合併症は39眼（18.8%）に認め，虹彩捕獲9眼（4.3%），IOL偏位7眼（3.4%），CME4眼（1.9%），支持部結膜上脱出4眼（1.9%），色素散布4眼（1.9%），支持部結膜下露出3眼（1.4%），角膜混濁3眼（1.4%），強膜菲薄化2眼（1.0%），遷延性角膜浮腫1眼（0.5%），緑内障1眼（0.5%），ぶどう膜炎1眼（0.5%）を認めたが，硝子体出血，網膜剥離，術後眼内炎などの合併症は認めなかったと報告している．そして16眼（7.7%）で再手術を要し，その内訳はIOL整復7眼（3.4%），支持部整復5眼（2.4%），結膜縫合2眼（1.0%），硝子体手術1眼（0.5%）であり，IOL偏位は支持部に関連したトラブルで発症したと報告している．また術後矯正視力は84.6%の症例で改善あるいは不変であったこと，縫着術と比較して縫着糸に起因する合併症がないこと，術後の炎症が軽度であること，術後の緑内障や高眼圧が少ないことなどの利点について述べている．

さらにKumarら[8]は，2021年にglued IOL techniqueを施行して6〜12年の長期に経過観察が可能であった63例91眼の長期術後成績について報告している．平均経過観察期間は8.2±2.3年（6〜12年）である．支持部が強膜トンネルで固定されているために観察される結膜下支持部露出について，182本の支持部のうち，強膜内の支持部観察不可（grade 0）が50%，軽度観察可能（grade

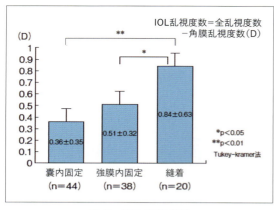

図 2. IOL 乱視度数
IOL 乱視度数において，囊内固定眼と縫着眼との間に有意差（p＜0.01）があったが，囊内固定眼と強膜内固定眼との間に有意差はなかった．

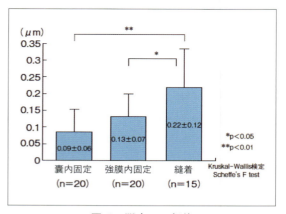

図 3. 眼内コマ収差
眼内コマ収差は，囊内固定眼と縫着眼との間に有意差（p＜0.01）があったが，囊内固定眼と強膜内固定眼との間に有意差はなかった．

1）が 33.5％，中等度に観察可能（grade 2）が 9.4％，明瞭に観察可能（grade 3）が 7％であったこと，IOL 傾斜については明らかな傾斜を認めた症例は 4 眼（4.4％）で，残りの 87 眼のうち 70 眼（80.5％）は光干渉断層計（OCT）検査でほとんど傾斜を認めず，微小な傾斜は 17 眼（19.5％）であったこと，Yamane ら[5]のダブルニードル法を併用したフランジ固定の IOL 傾斜度数よりも軽微であったことを報告している．合併症は，支持部の抜けを認めた 4 眼（4.4％）中 3 眼（3.3％）に整復術を行い，1 眼（1.1％）で IOL 摘出を行い，初回手術からの期間は平均 8±1.6 年であったこと，羞明により 2 眼に瞳孔形成術を施行したが，その内訳は周辺虹彩前癒着 1 眼（1.1％）と再発性虹彩捕獲 1 眼（1.1％）であったこと，角膜内皮機能不全を認めた 3 眼（3.3％）中 1 眼（1.1％）に全層角膜移植術を施行したこと，CME 4 眼（4.4％）は非ステロイド性抗炎症薬（NSAIDs）点眼とともにステロイドのテノン囊下投与で加療したこと，緑内障を認めた 7 眼（7.7％）中 2 眼（2.2％）にそれぞれトラベクレクトミーとチューブ手術を施行したこと，網膜剝離は 3 眼（3.3％）に発症して発症期間は術後平均 2.6 年（1～4 年）であり全例硝子体手術を施行して全例復位したこと，重度の IOL 偏位や術後眼内炎は認めなかったことなどを報告している．

筆者ら[3]も，2014 年に 24 G MVR ナイフを用いて強膜創を作製した後に 25 G 鑷子を用いて支持部を抜き出し，支持部先端を Y 字の強膜半層弁下の強膜トンネル内に固定する Y-fixation technique を報告した．さらに Y-fixation technique 施行例で 2 年以上経過観察が可能であった 75 例 86 眼を対象として中期術後成績について検討を行い，平均経過観察期間は 29.5 か月（24～38 か月）であった[4]．合併症は，外傷性 IOL 偏位 2 眼（2.3％），IOL 再利用後偏位 1 眼（1.2％），IOL 支持部離脱 1 眼（1.2％），一過性眼圧上昇 4 眼（4.7％），硝子体出血 3 眼（3.5％），虹彩捕獲 3 眼（3.5％），網膜剝離 1 眼（1.2％）であった．IOL 乱視度数（全乱視度数－角膜乱視度数（D））に関する検討では，強膜内固定（Y-fixation technique）施行眼，縫着眼，囊内固定眼の 3 者を比較して，囊内固定眼（0.36±0.35 D），強膜内固定眼（0.51±0.32 D），縫着眼（0.84±0.63 D）の順に少なく，囊内固定眼と縫着眼との間に有意差（p＜0.01）があったが，囊内固定眼と強膜内固定眼との間に有意差はなかった[3]（図 2）．波面高次収差における眼内コマ収差は，IOL 傾斜度数と相関するとされているが，IOL 乱視度数と同様に，囊内固定眼（0.09±0.06 μm），強膜内固定眼（0.13±0.07 μm），縫着眼（0.22±0.12 μm）の順に少なく，囊内固定眼と縫着眼との間に有意差（p＜0.01）があったが，囊内固定眼と強膜内固定眼との間に有意差はなかった[4]（図 3）．その後に Y-fixation technique の改変型として T 切開を用いた T-fixation tech-

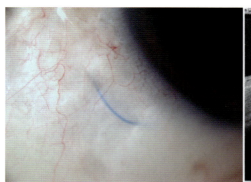
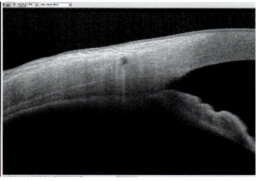

図 4. 支持部結膜下露出
55 歳, 男性. 結膜下に支持部が観察されるがテノン嚢で被覆されている.

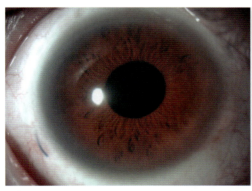
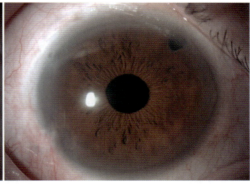

a｜b　　図 5. 支持部結膜上脱出
a：68 歳, 男性. 右眼下耳側に支持部結膜上脱出を認める.
b：整復術後. 術後 1 年 6 か月. 支持部脱出は改善している.

nique を報告したが, 手術操作はより簡便で術後成績は Y-fixation technique と同様であった[4]. さらに筆者は, 術後低眼圧予防として, より小切開化を目指して 27 G 鑷子を用いて支持部を抜き出す Advanced T-fixation technique とともに, 鑷子法とフランジ固定を組み合わせて合併症フリーを目指した P-fixation technique を報告したが, 両術式ともに良好な術後成績を得ている[9].

以上の過去の報告より, 鑷子法を用いた強膜内固定術は, 縫着術と比較して, IOL 偏位の発症率は低く, 仮に発症しても整復は容易で, IOL 傾斜のリスクも低く, 術後眼内炎の発症リスクもかなり低いと考えられた. 一方, 最近フランジ固定の IOL 傾斜の問題とともに, 術後眼内炎発症リスクを懸念する提言があり, その対応が急務であると考えられた[10].

対処法

鑷子法による強膜内固定術の合併症への対処法について述べる.

1. 支持部結膜下露出

強膜内の支持部が結膜下に観察されることがあるが, 大部分の症例で支持部がテノン嚢で被覆されており, 経過観察を行う(図 4).

2. 支持部結膜上脱出

支持部が結膜を破って結膜上に突出した場合は, 結膜と強膜創を開けて, より深い位置に強膜トンネルを再度作製して支持部の再挿入を行う(図 5). あるいは支持部先端にフランジを作製して強膜内に固定する方法もある.

3. IOL 偏位(IOL 偏心・傾斜)

術後の IOL 偏位の原因として, 外傷などにより強膜トンネル内での支持部の抜けが疑われる場合

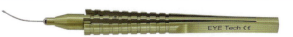

図 6. 27G 強膜内固定用鑷子
25G MVR ナイフと 27G 強膜内固定用鑷子の組み合わせで,より小切開創での手術が可能となり,術後低眼圧予防につながる.

は,結膜と強膜創を開けて支持部の整復を行う.IOL 支持部の破損あるいは変形が認められる場合には IOL 交換を行う.鑷子法では,180°対称な位置から支持部を抜き出すために,IOL 偏心・傾斜のリスクは低い.

4．術後低眼圧

術後低眼圧の原因として,支持部抜き出しのための強膜創からの漏れが考えられるが,毛様体解離の可能性もあるため前眼部 OCT にて確認が必要である.強膜創からの漏れによる術後低眼圧は強膜内固定術特有の問題であり,フランジ固定でも報告されている[5].Agarwal らは強膜半層弁とフィブリン糊の併用により創の閉鎖を図っている.筆者らは 24 G MVR ナイフで強膜創を作製後に 25 G 強膜内固定用鑷子を用いて支持部の抜き出しを行ってきた.最近では,より小切開化を目指して,25 G MVR ナイフで強膜トンネルを作製して,27 G 強膜内固定用鑷子を用いて支持部抜き出しを行うことにより,術後低眼圧を認めなくなった[9)11]（Advanced T-fixation technique）（図 6）.

5．硝子体出血

硝子体出血の原因として,毛様溝近傍に大虹彩動脈輪が位置しているため,輪部から 1.5～2 mm の位置より眼内に穿刺すると硝子体出血のリスクが高くなる.硝子体出血のリスクを下げるため,穿刺時に眼内圧を高めて行うとともに,もう少し後方から眼内に穿刺する方法も 1 つの選択肢である.筆者らは最近輪部から 2.5 mm の位置より穿刺を行っており,硝子体出血を全く認めなくなった（P-fixation technique）[9].特に最近では抗凝固薬を内服している患者が多く,何らかの対応策を講じる必要がある.万一術後に硝子体出血を診た場合には,硝子体出血が軽度で視神経乳頭が観察可能であれば,出血の吸収を待ち経過観察とするが,眼底が透見不能であれば硝子体手術を行う.

6．虹彩捕獲

虹彩捕獲の原因として,IOL 偏位（偏心・傾斜）,前方固定,虹彩トーヌスの低下,瞳孔径などとともに,若年,強度近視,無硝子体眼では逆瞳孔ブロックの関与が指摘されている.逆瞳孔ブロック予防目的で術中に周辺虹彩切除術や外来でレーザー虹彩切開術が行われるが,完全な予防は困難である.外来で虹彩捕獲を診た場合,まずトロピ

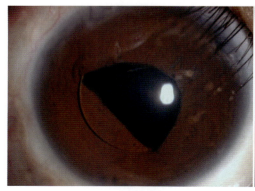
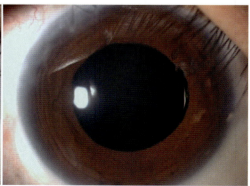

図 7．虹彩捕獲の治療　①散瞳による自然整復　　a|b
＜症例：64 歳,男性＞
a：散瞳前
b：散瞳後.散瞳後に仰臥位で安静を保ち虹彩捕獲は改善した.

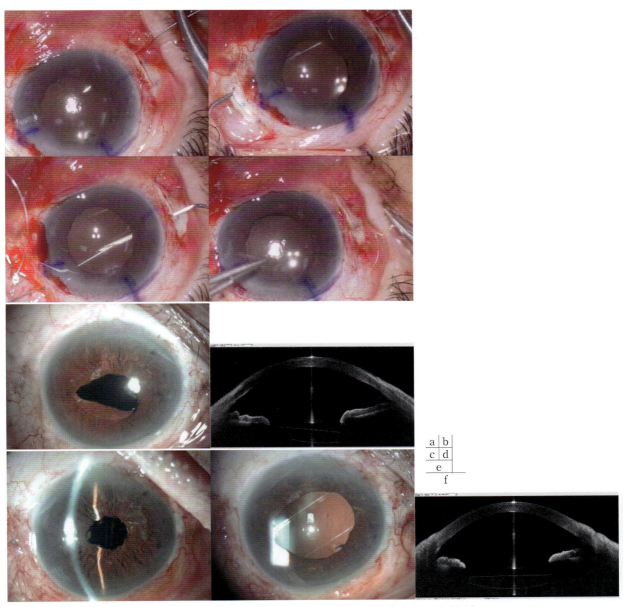

図 8. 虹彩捕獲の治療　②Tram-track suture 法(ブロック縫合)

<術式>
a：10-0 プロリン®糸付き長針を輪部より 2 mm の位置から刺入
b：長針を 27G 鋭針で受けて抜き出す．
c：抜き出した長針を再び平行に刺入して抜き出す．
d：両側の糸の断端を結紮する．

<症例：62 歳，男性>
e：術前．近医で 1 年前に強膜内固定を施行されたが，術後に虹彩捕獲を繰り返して色素散布症候群による眼圧上昇を認めた．
f：術後．術後に IOL 位置は良好となり，眼圧も下降傾向となる．

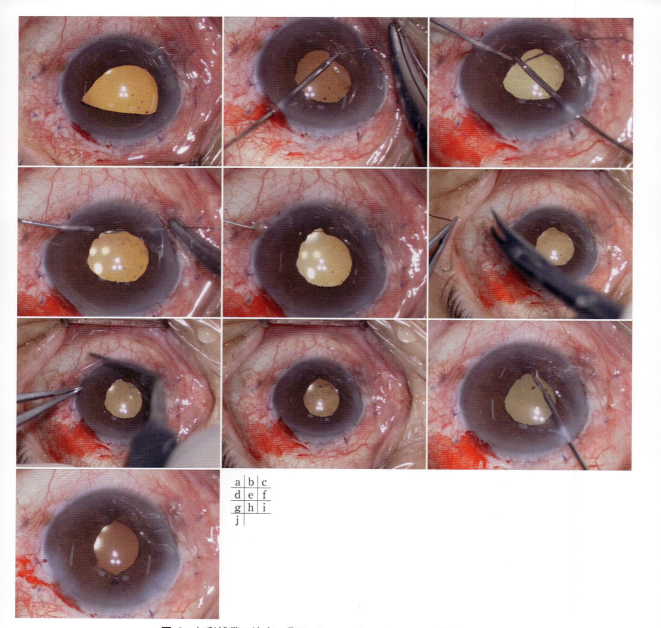

図 9. 虹彩捕獲の治療　③Single-pass four-throw pupilloplasty

＜術式＞
a：12 時を中心とした虹彩捕獲を認める．
b：10-0 プロリン®糸付き長針を虹彩近位端に刺入する．
c：27G 鋭針を虹彩遠位端に刺入する．
d：長針先端を 27G 鋭針針口に挿入して抜き出す．
e：プッシュアンドプルフックを用いて 5 時の虹彩前面の糸をループ状に眼外へ抜き出す．
f：長針の糸を切断する．
g：引き出したループの中にもう一方の切断した糸の断端を 4 回通す．
h：両側の糸を引くと瞳孔縁は縫縮される．
i：剪刀で結紮部の糸を切離する．
j：6 時と 12 時の瞳孔縁を縫縮して瞳孔形成を行う．

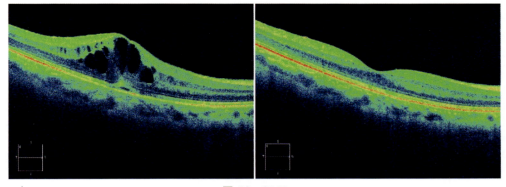

図 10. CME
<症例:41歳,男性>
a:Vd=(0.7). マキュエイド®投与後
b:Vd=(1.0). マキュエイド®テノン囊下投与により CME は改善した.

カミド・フェニレフリン塩酸塩(ミドリン®P 点眼薬)で散瞳して仰臥位にて 30 分ほど安静を保ち,改善を認めた場合はピロカルピン塩酸塩(サンピロ®点眼薬)を用いて経過観察とする(図 7).改善を認めない場合には観血的な処置が必要となり,IOL 光学部をフックなどを用いて虹彩裏面に押し込んで術後にサンピロ®点眼薬を使用する.それでも改善しない場合には,Tram-track suture 法[12](ブロック縫合[13])(図 8)や瞳孔形成術を用いて IOL 位置を整復する.虹彩捕獲を長期間放置すると,IOL 光学部と虹彩表面との慢性的な接触により炎症を生じて CME や色素散布症候群(pigment dispersion syndrome)を発症することがある.瞳孔形成術には,single-pass four-throw pupilloplasty[14](図 9),Siepser slipknot technique,McCannel 法などがあるが,single-pass four-throw pupilloplasty は Siepser slipknot technique よりも眼内操作回数が少ないために,筆者らは single-pass four-throw pupilloplasty を用いて整復を行っている(図 9).

7. CME

ジクロフェナクなど NSAIDs 点眼とともにマキュエイド®のテノン囊下投与を行う(図 10).

8. IOL 支持部離脱

頻度は低いが,IOL の種類によっては IOL 光学部と支持部の接合部強度が弱く,強膜内固定術に適さない IOL がある[15].筆者は AcrySof® MA50BM を用いて強膜内固定術を行ったとこ

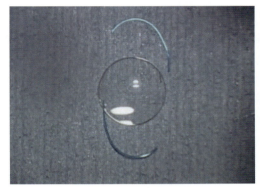

図 11. IOL 支持部離脱
術後 1 か月で IOL 光学部より支持部離脱を認めた.

ろ,術後 1 か月で IOL 光学部より支持部が離脱して IOL 支持部離脱による IOL 偏位を認めた.通常の白内障手術においては,IOL は押し込み操作で眼内に挿入されるが,強膜内固定術では支持部の引っ張り操作で眼外へ抜き出される.抜き出し時に IOL 光学部と支持部の接合部に負担がかかるためと考えられ,Gabor ら[1]も同様の症例を報告している(図 11).

9. 網膜剝離

通常の硝子体手術と同様に,術後の網膜剝離発症を予防するために,硝子体切除時に網膜裂孔など網膜周辺部の異常所見の有無を確認することが重要である.筆者らは,強膜内固定術施行時には硝子体手術装置を用いて硝子体切除を行うとともに,眼内圧を保ちながら支持部の抜き出し操作を行っている.さらにマキュエイド®を用いて硝子

体索のサイドポートへの嵌頓の有無を確認することも重要である.

10. 術後眼内炎

術後眼内炎の予防において，支持部の結膜上脱出の予防が重要である．これはフランジ固定でも同様である．縫着術では，縫着糸が結膜を破って眼外へ突出することによる術後眼内炎の報告が散見される．鑷子法を用いた強膜内固定術の過去の報告からは，基本的に支持部は強膜トンネル内に位置するために，術後眼内炎は発症しにくいと考えられる．筆者らは現在までに約900眼の症例に強膜内固定術を施行しているが，術後眼内炎を発症した症例の経験はない．しかし，万一発症した場合には，通常の白内障術後の眼内炎発症例と同様に，抗菌薬の硝子体内投与と硝子体手術が必要となる.

おわりに

IOL強膜内固定術がGaborらにより初めて報告されて早くも17年が経過した．報告当初はIOL支持部の強膜内での安定性が危惧され，我が国の学会においても同様の意見があり不安視された．しかし，これまでの多くの報告や筆者らの10年以上の経過観察においても特に問題を認めていない．さらに縫着術と異なり縫着糸に起因する合併症を認めないため，現在のところ眼内での長期安定性は良好と考えられる．術後のケアも通常の白内障手術患者と同様で問題はないと考えるが，IOLの固定状況も含め，長期にわたる慎重な経過観察が必要と考えられる.

文 献

1) Gabor SG, Pavlidis MM：Sutureless intrascleral posterior chamber intraocular lens fixation. J Cataract Refract Surg, 33：1851-1854, 2007.
2) Agarwal A, Kumar DA, Jacob S, et al：Fibrin glue- assisted sutureless posterior chamber intraocular lens implantation in eyes with deficient posterior capsules. J Cataract Refract Surg, 34：1433-1438, 2008.
3) Ohta T, Toshida H, Murakami A：Simplified and safe method of sutureless intrascleral posterior chamber intraocular lens fixation：Y- fixation technique. J Cataract Refract Surg, 40：2-7, 2014.
4) 太田俊彦：眼内レンズ強膜内固定術. 臨眼, 68：1682-1690, 2014.
5) Yamane S, Sato S, Maruyama-Inoue M, et al：Flanged intrascleral intraocular lens fixation with double-needle technique. Ophthalmology, 124：1136-1142, 2017.
6) Gabor SG, Prasad S, Georgalas I, et al：Intermediate results of sutureless intrascleral posterior chamber intraocular lens fixation. J Cataract Refract Surg, 36：254-259, 2010
7) Kumar DA, Agarwal A, Packiyalakshmi S, et al：Complications and visual outcomes after glued foldable intraocular lens implantations in eyes with inadequate capsules. J Cataract Refract Surg, 39：1211-1218, 2013.
8) Kumar DA, Agarwal A, Dhawan A, et al：Glued intraocular lens in eyes with deficient capsules：retrospective analysis of long-term effects. J Cataract Refract Surg, 47：496-503, 2021.
9) 太田俊彦：近代の眼内レンズ強膜内固定術. IOL & RS, 37：575-582, 2023.
  Summary IOL強膜内固定術の鑷子法について詳しく述べた文献.
10) Werner L：Flange erosion/exposure and the risk for endophthalmitis. J Cataract Refract Surg, 47：1109-1110, 2021.
11) 太田俊彦：こだわりの診療器具 27G強膜内固定用鑷子. IOL & RS, 36：151-156, 2022.
12) Kim SI, Kim K：Tram-track suture technique for pupillary capture of a scleral fixated intraocular lens. Case Rep Ophthalmol, 7：290-295, 2016.
13) 永田万由美，山根 真，太田俊彦ほか：手術相談室 症例呈示：Marfan症候群の水晶体脱臼に対する水晶体再建術後に虹彩捕獲を繰り返した症例. 眼科手術，33：425-429，2020.
14) Narang P, Agarwal A：Single-pass four-throw technique for pupilloplasty. Eur J Ophthalmol, 27：506-508, 2017.
15) 松崎有修，太田俊彦：眼内レンズ二次挿入術における眼内レンズの選択. 臨眼, 70：68-77, 2016.

Monthly Book

OCULISTA
オクリスタ

2023. **3**月増大号

No. **120**

今こそ学びたい！
眼科手術手技のABC

編集企画

太田俊彦
順天堂大学医学部附属静岡病院特任教授

2023年3月発行　B5判　166頁
定価5,500円（本体5,000円+税）

代表的な眼科手術手技の基本について
丁寧に解説された本特集は、
これから学ぶ方はもちろん、
専門外の手術を知りたい方にも
おすすめの一冊です！

目　次

- 針と麻酔の科学
- 術者と術野の消毒、感染予防・治療対策
- 眼瞼手術
- 霰粒腫手術
- 涙道内視鏡手術
- 涙嚢鼻腔吻合術
- 翼状片手術
- 斜視手術
- 角膜手術
- 白内障手術
　―超音波乳化吸引術（PEA）、後嚢破損時の対処法―
- 白内障手術
　―特殊症例：散瞳不良・小瞳孔例、チン小帯脆弱・断裂例―
- 白内障手術
　―IOL 二次挿入術・27G 鑷子を用いたレンズ強膜内固定術―
- 緑内障手術―トラベクレクトミー―
- 緑内障手術―低侵襲緑内障手術（MIGS）―
- 緑内障手術―チューブシャント手術―
- 網膜硝子体手術―裂孔原性網膜剥離―
- 網膜硝子体手術―黄斑手術―
- 網膜硝子体手術―増殖硝子体網膜症―
- 眼窩手術
- 屈折矯正手術―LASIK＆ICL―

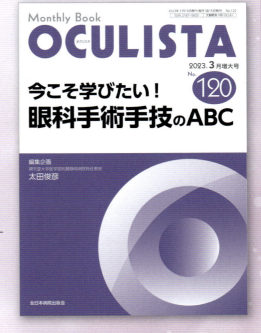

 全日本病院出版会
〒113-0033　東京都文京区本郷 3-16-4　Tel：03-5689-5989
www.zenniti.com　　　　　　　　　　　Fax：03-5689-8030

特集/術者が伝えたい！眼内レンズ挿入後のアフターフォロー

眼内レンズ強膜内固定術
—注射針法（フランジ法）—

山根　真*

Key Words：強膜内固定（intrascleral fixation），眼内レンズ（intraocular lens），虹彩捕獲（iris capture），ダブルニードルテクニック（double-needle technique）

Abstract：フランジ法強膜内固定術は低侵襲な術式であり，眼内レンズ支持部の固定力も強いので，術後合併症の頻度は低い．術後管理は白内障手術や硝子体手術に準じて行う．術後合併症は低眼圧や虹彩捕獲に注意が必要である．低眼圧は自然に回復することが多いが，毛様体剝離を生じていると遷延することがあり，そのような場合は積極的な治療が必要となる．水晶体囊がないため眼内レンズの虹彩捕獲を完全に予防することはできず，その対処法を知っておく必要がある．眼内レンズの偏心・傾斜は合併症というよりも手術の精度の問題であり，初回手術時にきちんと固定することが望ましい．術後に修正する場合は初回手術より難易度が上昇する．本稿ではフランジ法の標準的な術後管理から，合併症に遭遇した際の対処法やその予防に関して解説する．

はじめに

フランジ法はシンプルで低侵襲な術式であり，眼内レンズ支持部の固定力も強いので，術後合併症の頻度は低い[1]．しかし水晶体囊がない以上，眼内レンズの虹彩捕獲を完全に予防することはできず，その対処法を知っておく必要がある．また初回手術の処理が甘いと術後の管理が必要になってくる．本稿ではフランジ法の標準的な術後管理から，合併症に遭遇した際の対処法やその予防に関して解説する．

標準的な術後管理

フランジ法では網膜前膜をはじめとした硝子体手術に準じた術後管理を行う．術後4日間眼帯を装用し，術後1，4，10日目に診察を行う．診察では眼内炎症や眼圧の評価の他に網膜剝離や残存水

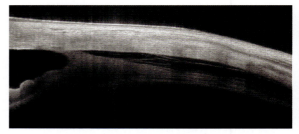

図 1．毛様体剝離
前眼部光干渉断層計で強膜下に間隙がみられる．

晶体組織の有無をチェックする．術後点眼はステロイド点眼を2週間，抗菌薬点眼を2〜4週間，非ステロイド系抗炎症薬点眼を3か月使用する．

術後合併症とその対策

1．低眼圧

術翌日に低眼圧であった場合，5 mmHg以上あれば経過観察とし，それ以下であれば硝子体腔へ空気を注入して眼圧を上げる．創からの漏出がみられるのであれば積極的に縫合する．低眼圧では

---

* Shin YAMANE，〒231-0012　横浜市中区相生町5-78　清栄ビル馬車道4階　山根アイクリニック馬車道，院長

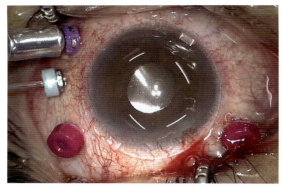

図 2. 空気置換
水晶体囊がないので空気が前房へ出てこないように縮瞳後にゆっくりと空気置換する．

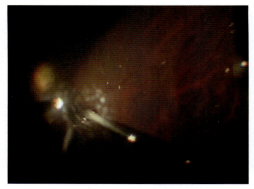

図 3. 液体パーフルオロカーボン
空気置換前に液体パーフルオロカーボン下で光凝固しておけば，空気置換後に視認性が低下してもあまり問題にならない．

毛様体剝離を起こしている可能性が高いので，経毛様体扁平部ではなく，角膜輪部から注入する．眼圧が低めでも眼球形態が保たれていれば経過観察で良いが，逆に脈絡膜剝離がみられる場合には早めに眼圧を上げたほうが良い．術後1〜2週間低眼圧が続く場合には広範囲な毛様体剝離が起きていると考えられるので，前眼部光干渉断層計で評価する(図1)．毛様体剝離が確認できる象限の毛様体縫合を行い，房水産生を回復させる[2]．硝子体腔を空気置換して冷凍凝固で毛様体剝離を治療する方法もあるが，水晶体囊がないため前房に空気が移動してしまい，難しいことが多い．

2．高眼圧

術直後に高眼圧となることは少ないが，長期的に眼圧が上がる可能性がある．無硝子体眼自体が高眼圧のリスクファクターであり，虹彩と眼内レンズがこすれることで色素緑内障を生じることもある．また偽落屑症候群が原因であることも多い．一般的な高眼圧治療と同様に点眼治療から開始する．プロスタグランジン製剤は黄斑浮腫の原因となることがあるため，特に術後早期には避けたほうが良い．色素緑内障であればレーザー線維柱帯形成術が効くこともあるが，濾過手術は生存率が低く，点眼薬で眼圧コントロールが困難な場合，チューブシャント手術の適応となることが多い．

3．硝子体出血

毛様体雛壁部は血管が豊富な組織のため出血しやすい．30ゲージ針であっても毛様体雛壁部を貫くと硝子体出血の原因となる．外科的輪部後端より2.5 mm以上後ろから30ゲージ針を刺入することで，硝子体出血の頻度を低くすることができる．周辺部虹彩切開でも出血を起こし，硝子体出血の原因となる．眼圧を上げて止血してから終刀するべきである．術後に硝子体出血がみられても，無硝子体眼であれば1週間程度で吸収することが多い．多量の出血で視神経乳頭が全く視認できないようであれば外来処置で液空気置換を行うか，硝子体手術を検討する．

4．網膜剝離

眼内レンズ摘出や硝子体切除時に牽引で網膜裂孔が生じると，術後に網膜剝離を生じる．したがって，術中に網膜裂孔の有無を十分評価する必要がある．アトピー性皮膚炎などで眼瞼を強くこすっていると術後時間が経ってからも網膜剝離を生じることがある．網膜剝離が見つかった場合には硝子体手術を行うが，空気置換時に前房にも空気が出てくると眼底視認性が著しく低下するため注意が必要である．オビソートを用いて縮瞳し，気泡が一塊になるよう空気置換すると前房への空気の脱出を回避できる(図2)．どうしても空気が前房に入る場合には低分子量眼粘弾性物質を前房に満たすか，液体パーフルオロカーボンを用いて網膜を復位させて光凝固を行った後に液空気置換を行う方法がある(図3)．

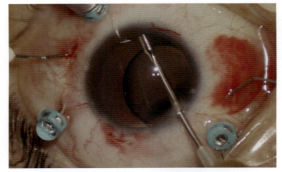

図 4. 眼内レンズの位置修正
位置修正の際もダブルニードルテクニックを用いるために，固定位置を変えない支持部も注射針へ挿入する．

5. 眼内レンズ偏心・傾斜

支持部の固定が対称でない場合に眼内レンズの偏心・傾斜を生じる．フランジを作成する前であれば，新しく強膜トンネルを作成して支持部を再固定する．この際，片方の支持部だけを注射針へ挿入することが難しいので，移動させない支持部も注射針へ挿入していったん眼内へ押し込む．そうすることで移動させる支持部の注射針への挿入が容易になる(図4)．術後に眼内レンズの偏心・傾斜がみられた場合には，まず支持部の短縮を試みる．フランジ部の強膜を小さく切開してフランジを眼外へ引き出す．支持部のたるみが取れて傾斜がなくなる場合には支持部を切断後，フランジを作成して再固定する(図5)．強膜トンネルの向きが悪い場合や，すでに支持部に十分な長さがない場合にはフランジを切断し，眼内レンズを前房へ

挙上，角膜創から摘出する．新しい眼内レンズを固定する際に，新しい強膜トンネルが元の強膜トンネルとつながらないよう少し位置をずらしたほうが良い．

6. フランジ脱出

フランジが強膜内に完全に埋没されていない場合，術後に結膜下へ脱出することがある．フランジが大きい場合に起こりやすく，その場合は強膜トンネルを拡大してフランジを埋没するか(図6)，フランジを切断後，小さなフランジを作成する(図7)．またテノン嚢がフランジに絡んでいると，眼球運動に伴いフランジが引き出される可能性がある．フランジが結膜下に脱出しても速やかに問題が生じることはないが，長期的に結膜潰瘍のリスクとなる[3]．したがって，脱出したフランジは先述のように必ず処理しておく．

7. 虹彩捕獲

水晶体嚢がない眼では虹彩が眼内レンズ光学部に引っ掛かり，戻らなくなる虹彩捕獲を生じることがある(図8)．逆瞳孔ブロックが原因と考えられるが，周辺部虹彩切除では完全に予防することはできない．虹彩捕獲がみられた場合には散瞳することによる整復を試みる．散瞳では整復されない場合は30ゲージ針などで眼内レンズ光学部を押して整復する．虹彩捕獲を繰り返す場合は縮瞳剤を使用することで再発を予防する．縮瞳剤使用下でも虹彩捕獲を生じるようであれば瞳孔形成を

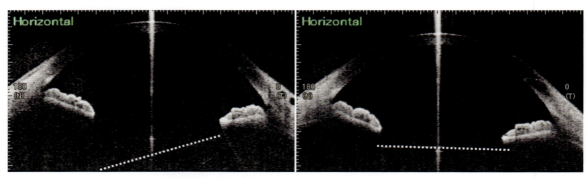

図 5. 眼内レンズ傾斜の改善
眼内レンズ支持部を短縮することでたわみが取れ，光学部の傾斜が改善した．

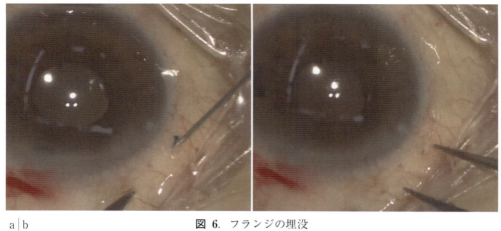

a|b 図 6. フランジの埋没
眼内レンズ支持部に沿って注射針を刺入することで強膜トンネルを拡大し(a),
フランジを強膜内へ埋め込む(b).

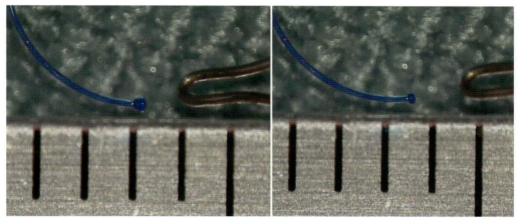

a|b 図 7. 適切なフランジの大きさ
1 mm の支持部を熱すると直径が 0.3 mm 強のフランジができ,強膜トンネルへ
押し込むことが難しくなる(a). 0.5 mm の支持部を熱することで必要十分な大き
さのフランジができる(b).

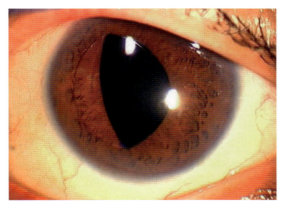

図 8. 虹彩捕獲
虹彩が眼内レンズ光学部の裏に回り込んで
戻らなくなっている.

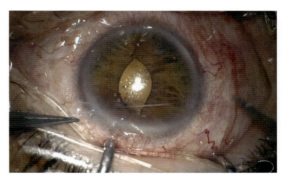

図 9. 瞳孔形成
虹彩を縫合することで眼内レンズ光学部よりも
瞳孔が大きくならないようにする.

行う．10-0 プローリン糸などを用いて瞳孔縁を縫合し，瞳孔が眼内レンズ光学部よりも大きく開かないようにすることで虹彩捕獲を予防できる（図9）[4]．虹彩と眼内レンズの間に 10-0 プローリン糸を張って虹彩をブロックする方法もあるが，糸と虹彩が慢性的にこすれることで虹彩炎や虹彩損傷を生じる可能性があり注意が必要である．

最後に

フランジ法の術後合併症は稀であるが，それだけに合併症への対応を学ぶことは難しい．眼内レンズが傾斜した場合の再固定などは初回手術よりも難易度が高いため注意が必要である．虹彩捕獲は比較的頻度が高いため，予防だけでなく対処法を覚えておくべきである．

文　献

1) Yamane S, Sato S, Maruyama-Inoue M, et al：Flanged Intrascleral Intraocular Lens Fixation with Double-Needle Technique. Ophthalmology, **124**：1136-1142, 2017.
   Summary フランジ法の手術方法とその成績をまとめた最初の文献．
2) 愛新覚羅 維，三嶋弘一，唐川綾子ほか：長期的な外傷性低眼圧症に対して低侵襲小切開経強膜毛様体縫合術が奏効した1例．臨眼，**66**：1014-1051，2012.
3) Pakravan P, Patel V, Chau V, et al：Haptic Erosion Following Sutureless Scleral-fixated Intraocular Lens Placement. Ophthalmol Retina, **7**：333-337, 2023.
4) Narang P, Agarwa A：Single-pass four-throw technique for pupiloplasty. Eur J Ophthalmol, **27**：506-508, 2017.

Monthly Book

OCULISTA
オクリスタ

2021.**3**月増大号
No. **96**

眼科診療ガイドラインの活用法

編集企画 **白根雅子** しらね眼科院長
2021年3月発行　B5判　156頁
定価5,500円(本体5,000円＋税)

目次

- 緑内障診療ガイドラインについて
- ドライアイ診療ガイドラインについて
- 黄斑ジストロフィの診断ガイドラインについて
- 急性帯状潜在性網膜外層症（AZOOR）の診断ガイドラインについて
- 斜視に対するボツリヌス療法に関するガイドラインについて
- ぶどう膜炎診療ガイドラインについて
- 屈折矯正手術のガイドラインについて
- オルソケラトロジーガイドラインについて
- 重症多形滲出性紅斑　スティーヴンス・ジョンソン症候群・中毒性表皮壊死症診療ガイドラインについて
- 網膜色素変性診療ガイドラインについて
- 黄斑疾患に対する硝子体内注射ガイドラインについて
- コンタクトレンズ診療ガイドラインについて
- 抗アクアポリン4抗体陽性視神経炎診療ガイドラインについて
- 水晶体嚢拡張リング使用ガイドラインについて
- 感染性角膜炎診療ガイドラインについて
- ベーチェット病眼病変診療ガイドラインについて
- 眼瞼けいれん診療ガイドラインについて
- アレルギー性結膜疾患診療ガイドラインについて
- 眼内長期滞留ガス(SF_6, C_3F_8)使用ガイドラインについて
- アデノウイルス結膜炎院内感染対策ガイドラインについて
- 眼科ライブ手術ガイドラインについて
- 加齢黄斑変性症に対する光線力学的療法のガイドラインについて
- ウイルス性結膜炎のガイドラインについて

活用法のほかにも，**簡単な概要や制作時の背景，現状の問題点**なども含めて解説された眼科医必携の増大号です！

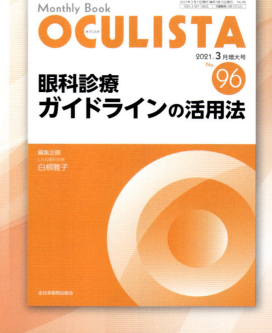

 全日本病院出版会　〒113-0033 東京都文京区本郷 3-16-4　Tel:03-5689-5989
www.zenniti.com　Fax:03-5689-8030

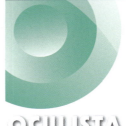

特集／術者が伝えたい！眼内レンズ挿入後のアフターフォロー

眼内レンズの摘出・交換

福岡佐知子*

Key Words : 眼内レンズ摘出(intraocular lens extraction)，低侵襲(minimally invasive)，小切開(small incision)，ポリメチルメタクリレート(polymethylmethacrylate：PMMA)，折りたたみ眼内レンズ(foldable intraocular lens)

Abstract : 白内障術後に眼内レンズ(intraocular lens：以下，IOL)の偏位，混濁，屈折誤差，多焦点 IOL に順応できない症例，IOL 挿入時のレンズ破損など，様々な理由で IOL の摘出・交換が行われている．以前の IOL は素材がポリメチルメタクリレート(polymethylmethacrylate：PMMA)のため，6 mm の強角膜切開を作成する必要があった．最近は軟性素材の IOL が多いため，折り曲げたり切断して小さな切開創から摘出できるようになった．現在の白内障手術は屈折矯正白内障手術とも考えられているため，IOL 摘出・交換時においても惹起乱視を最小限にすることが望まれる．また，IOL 摘出は前房という狭いスペースで行うが，角膜内皮や虹彩など繊細な組織を傷つけない低侵襲な方法であることも重要である．近年 IOL を摘出する機会が増えるとともに，新しい手法が考案されている．ここでは IOL の摘出が主な内容となるが，その具体的な方法や注意点を紹介する．

はじめに

初期の白内障手術は混濁水晶体を除去し，術後の屈折異常は眼鏡装用をすれば良いという考えであった．その後，術式の改善，レンズ計算式の発達，手術機器や IOL の改良により術後良好な裸眼視力を得ることができるようになった．いわゆる屈折矯正白内障手術へと進化した．これは広く患者側にも周知されるようになり，術後視機能への期待値が高くなった．その結果，術後屈折誤差やプレミアム IOL に順応しないなど，期待値とのズレを術後合併症として患者側が捉えたり，IOL の入れ替えを希望するケースも増加している．時に再手術をしてもらえないと病院を転々としている患者に遭遇することもある．我々術者は，患者の期待値をコントロールすることが重要であるため，術前に十分な説明を行うことを怠ってはいけない．また初回手術のみでなく，適切な時期に安全な方法で再治療をするセカンドオペレーションの知識や技術も取得しておく必要がある．

IOL の摘出・交換は，水晶体囊を温存して行える症例ばかりでなく，後囊破損やチン小帯断裂，IOL 脱臼症例など，硝子体手術が必要になる症例もあり手技は多岐にわたる．術者には，幅広い技術や，術中に術式変更などの決断力も求められるため，ストレスの多い手術である．しかし，この手術過程の一部である IOL 摘出は，現在この後紹介する様々な方法が考案され，低侵襲で安全に手術ができるようになってきた．その結果，術後の惹起乱視のコントロールや，IOL 摘出後に続く硝子体手術などが施術しやすくなり，屈折矯正白内障手術後の再手術としても満足のいくレベルに達してきたと考える．IOL を摘出する機会は今後ま

---

* Sachiko FUKUOKA, 〒164-0001　東京都中野区中野 2-24-11　ナカノサウステラ・オフィス棟 5 階　ふくおか眼科クリニック中野，院長

すます増えると予測されるが，その多種多様な原因や眼内の状況に柔軟に対応できるよう，現在行われている IOL 摘出方法をまとめて紹介する．

白内障術後の IOL 摘出・交換の適応

IOL 摘出はすべてに適応があるが，初回手術から摘出までの期間，挿入されている IOL の素材，水晶体囊やチン小帯の状態などによって手術の難易度が異なる．術前にこれらを把握し，手術を計画すると良い．

1．初回手術から IOL 摘出までの期間

IOL 摘出手技は，何らかの不具合で摘出するため，どの時期でも適応はあるが，水晶体囊を綺麗に温存して IOL を摘出・交換できるかという観点からは，水晶体囊と IOL が癒着する初回白内障手術後約 1 か月が目安となる．

IOL 挿入時にレンズ破損が起きた場合は，即座に IOL を摘出・交換するので，癒着の心配はない．術後屈折誤差が生じた場合も約 1 か月でおよその屈折度数は安定するため，この時期に入れ替えの決断をすると良い．臨床上問題となるのは，多焦点 IOL などのプレミアム IOL が合わない場合である．一般的に脳が順応する約半年間経過観察をすることがあるが，順応できなかった場合の IOL 摘出は水晶体囊とレンズの癒着があるため再手術の難易度が高くなる．高畠氏は多焦点 IOL の不満症例 378 眼に対し早期入れ替え（平均 1.8 か月）を行い，術中合併症は非常に少なく良好な成績を報告している[1]．プレミアム IOL を再挿入する場合は水晶体囊内に正しく固定する必要があるため，早期再手術も選択肢の 1 つと考える．水晶体囊の癒着が外せない場合は，IOL 光学部とループの移行部を切断し，ループは囊内に残したまま，IOL 光学部のみを摘出する計画もしておくと良い．

2．挿入されている IOL の素材

すべての IOL を摘出することができるが，レンズの素材によって摘出方法が異なるため，その素材を把握することは重要である．IOL の素材にはアクリル素材，シリコーン素材など折り曲げ可能

な IOL（foldable IOL）と PMMA 素材で折り曲げることのできない硬いレンズがある．

アクリル素材は柔らかく切断も容易なことから，小切開創から摘出することができる．一方で水晶体囊との癒着がシリコーン素材に比べて強いため，摘出する場合は早期決断に迫られる．シリコーン素材の場合は水晶体囊に癒着しにくく，癒着を剝離して摘出できる場合が多い．一方でレンズが滑りやすく，分厚いため切断などの際には注意を要する．PMMA 素材は折りたたむことも切断も不可能である．そのため摘出時の切開創はレンズ直径より少し大きめに作成しなくてはならず，術後の惹起乱視が問題となる．

手術記録などから初回手術で挿入された IOL の種類が把握できれば手術を計画しやすいが，不可能な場合は IOL 光学部や支持部の形状を確認し，それぞれのレンズの特徴と照らし合わせて IOL の種類や素材を推察しておくと良い．

3．水晶体囊とチン小帯の状態

Continuous curvilinear capsulorhexis（CCC）縁の前囊に線維性混濁が多い場合は，残存水晶体上皮細胞の増殖性変化が強い可能性があり，IOL と水晶体囊の癒着が強いと予測される．また，前囊収縮が強い場合はチン小帯が脆弱な可能性もある．術前に細隙灯顕微鏡で水晶体前囊をしっかり観察することによって，手術の難易度をある程度予測し，準備することができる．

チン小帯や水晶体囊に異常がない場合は，IOL の摘出・交換は容易であるが，CCC に亀裂が入っているなど，レンズの固定が不安定となる場合はプレミアム IOL を挿入するかどうかを慎重に検討する．

後囊破損やチン小帯断裂がある場合，IOL が水晶体囊ごと硝子体腔へ落下している場合などは，硝子体切除（pars plana vitrectomy：PPV）を行う．IOL 摘出時に硝子体を一緒に牽引すると網膜剝離の可能性があるため注意が必要である．水晶体前囊がしっかり残っていれば IOL 囊外固定，前囊がない場合は IOL 強膜内固定や縫着術を行う

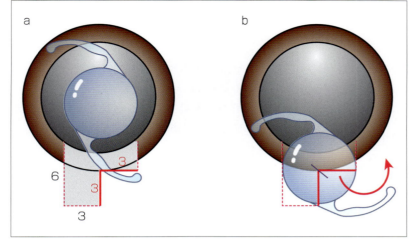

図 1.
L-ポケット切開法
　a：輪部に3×3 mmのL字の強膜半層切開と，幅6 mmの強膜ポケットを作成
　b：IOLを切開創から摘出し，交差部を1針縫合する．

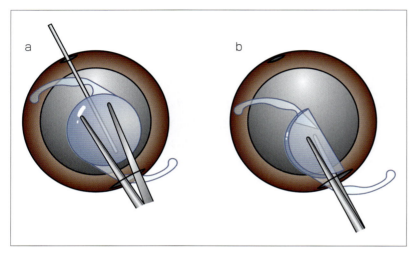

図 2.
IOL折り曲げ法
　a：フックと鑷子を使用し，IOLを半分に折りたたむ．
　b：IOLを横向きにして摘出

ため，それぞれのレンズを準備しておく．

手術手技

1．IOLを摘出するまで

IOL挿入時にレンズの破損が起きた場合には，眼粘弾剤をIOLの前後にしっかり充填し，角膜内皮と水晶体後囊を保護する．次にフックをIOL光学部の後面に挿入し，もう一方の手に持ったフックでIOLを回転させながらIOL挿入時と逆の操作で虹彩上にIOLを挙上させる．

IOL挿入から時間が経過した症例では水晶体囊とIOLが癒着している．眼粘弾剤を前房およびCCC縁の前囊下へ注入し，水晶体囊とIOLの癒着を剝がしていく．IOLと囊の癒着が剝離できれば，後は前述と同様の手技である．IOLの特にループ先端部と水晶体囊赤道部は癒着が強いことが多い．癒着剝離が困難な場合は水晶体囊破損やチン小帯断裂を避けるため，光学部とループの移行部を切断してループを眼内に残留させ，光学部のみを摘出する．

IOL脱臼などIOLが硝子体腔に位置する場合には3ポートを作成しPPVを行う．その後，硝子体鑷子で落下IOLを虹彩上に引き上げてから摘出する．後述するCartridge pull-through techniqueの場合は，落下IOLを虹彩上に上げずに硝子体腔から直接摘出することもできる．

2．PMMA素材のIOL摘出方法

光学部径6 mmのPMMAは切断や折り曲げることができないため，6 mmの強角膜切開創が必要となり，術後惹起乱視が問題となる．

1）L-ポケット切開法

太田氏が考案したL-ポケット切開法[2]は，輪部

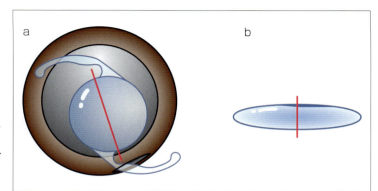

図 3.
IOL 2 分割法
 a：IOL 光学部を剪刀で半分に切断して約 3 mm の創口から摘出する．
 b：光学部中央の最も分厚い部分を含む 6 mm の距離を切断

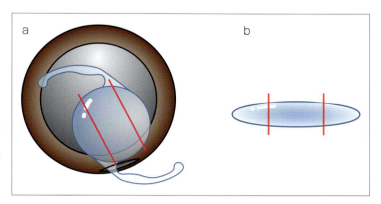

図 4.
IOL 3 分割法
 a：IOL 光学部を 3 つに切断して摘出する．
 b：光学部の切断部位が薄く，距離が短いため切断が容易

に 3×3 mm の L 字の強膜半層切開を行い，クレセントナイフを用いて幅 6 mm の強膜ポケットを作成（図 1-a）した後，スリットナイフを用いて前房内へ入り，L 字の強膜創口から IOL を眼外へ摘出する方法である．最後に L 字強膜創の交差部を 1 針縫合する（図 1-b）．利点は前房内操作が少なく周囲組織へのダメージが少ないこと，術後惹起乱視が従来の 3 mm 強膜切開と同等[3]であることが挙げられる．また，摘出予定の IOL の種類が不明な場合で術中に PMMA と判明した場合にも有用である．

3．Foldable IOL の摘出方法
1）IOL 折り曲げ法

IOL を半分に折りたたんで摘出する方法である（図 2）．まずメインの切開創の対側にサイドポートを作成し，フックを IOL 背面に挿入する．次にメインの角膜切開創から IOL 上に IOL 鑷子を挿入する（図 2-a）．フックで IOL 光学部を持ち上げつつ，IOL 鑷子で半分に折り曲げる．フックは IOL を完全に折り曲げる前に IOL 背面から抜く．レンズを折り曲げたら把持している手を回転し

IOL を横向きにして摘出する（図 2-b）．

摘出時のループの向きは，サイドポートとメイン創口を結ぶラインと同軸で折りたたむと安全に摘出できる．直行する方向ではループが後嚢に立ち上がるため後嚢破損のリスクがある．

2）IOL 切断法

IOL 切断法は IOL 剪刀を用いて IOL 光学部を小さくカットして小切開から摘出する方法である．

a）2 分割法

IOL 光学部を剪刀で半分に切断して約 3 mm の創口から摘出する方法（図 3-a）で，最も一般的な方法である．IOL の光学部は周辺が薄く中央は分厚い構造となっている．2 分割法は光学部中央の最も分厚い部分（図 3-b）を含む 6 mm の距離を切断する必要がある．アクリル素材はレンズの光学部の厚みも薄く，粘着性もあるため切断は容易であるが，シリコーン素材は表面が滑りやすく，レンズ光学部も厚いので，フックなどで光学部をアシストしながら行う必要がある．

b）3 分割法

IOL 光学部を剪刀で 3 つに切断して摘出する方

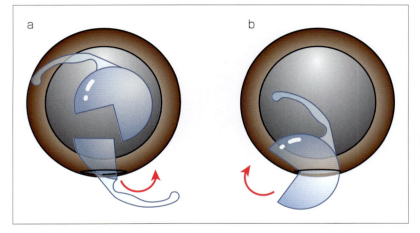

図 5. パックマン法
 a：扇状の光学部断片を摘出
 b：残りの 3/4 片を回転させながら摘出

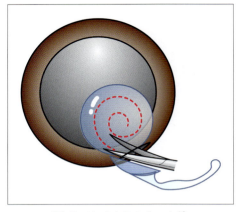

図 6. スパイラルカット法
光学部をらせん状に連続的に切断して摘出する方法

法である(図 4-a)．IOL の手前のループを創口から引き出し，ループを鑷子で牽引して IOL を固定する．固定した IOL の左側 1/3 を剪刀で切断し摘出する．残りの IOL を眼内で 180°回転させて，残りのループに対しても同様の操作を行う．最後に残った中央部分の光学部も摘出する．2 分割法に比べて手順は多くなるが，光学部の切断部位が薄く(図 4-b)，距離が短いため切断が容易なこと，2 分割より小切開で摘出できることがメリットである．また，IOL の固定は眼外に出ているループを引っ張ることで容易にできるが，ループがない場合はサイドポートから挿入できる IOL 把持鑷子で IOL を固定して行う．

c）パックマン法

剪刀を用いて IOL 光学部中心をやや超えるくらいまで切断する．次いで IOL を 90°回転させたら同様に光学部中心まで切断する．扇状の光学部断片(図 5-a)と残りの 3/4 片を回転させながら摘出する(図 5-b)．半径約 3 mm の切開創から摘出することができる．

d）スパイラルカット法

IOL 光学部をらせん状に連続的に切断して摘出する方法である(図 6)．ループが両方残っている場合は，片方のループを創口から出して切断する．次に前房内で IOL を 180°回転させ，反対側のループを創口から引き出し，鑷子で軽く引っ張りながら，先端の細い弯曲した剪刀で，創口よりわずかに内側で IOL 光学部を外周に沿うようにらせん状に切断する．約 2.4 mm の創口から摘出することが可能である．本方法は他の切断法より，さらに切断ストロークが小さく，創口近くでの作業になるため手技は単純であるが，切断の全距離は長くなる．

3）専用鑷子を用いた摘出法

a）Cartridge pull-through technique

IOL 挿入時に使用するカートリッジと福岡氏 IOL 摘出鑷子(はんだや)を使用して IOL を摘出する方法[4]である．最初にカートリッジに鑷子を通しておく．次に切開創から鑷子を前房内に挿入し IOL 光学部を把持する(図 7-a)．もう一方の手でカートリッジを創口から前房にゆっくり押し込んだら，鑷子で IOL を把持したままカートリッジ内に引き込む(図 7-b)．IOL 全体をカートリッジ内に引き込み摘出するのが理想的であるが，光学部の半分くらいがカートリッジに引き込まれて筒状

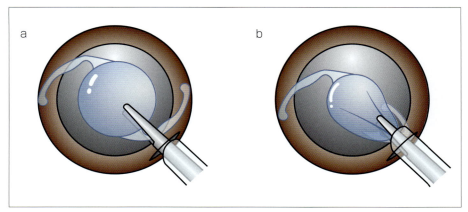

図 7. Cartridge pull-through technique
a：鑷子を前房内に挿入し IOL 光学部を把持
b：カートリッジを前房に挿入後，鑷子で IOL を把持したままカートリッジ内に引き込み摘出

になった時点で IOL を摘出することもできる．親水性アクリル，疎水性アクリルともに摘出可能である．カートリッジは C1 カートリッジ(HOYA 社)や 2C カートリッジ(NIDEK 社)が使用しやすい．

b）レンズグラバー法

野口氏 IOL 把持鑷子 19 G レンズグラバー(イナミ)を使用して IOL を摘出する方法である．レンズグラバーにて IOL を創口に引き込むと，レンズは創口にロールしながら上手くはまり込み，折りたたまれて摘出される．2.2～2.4 mm の切開創から摘出することができる．

親水性アクリル，疎水性アクリルともに摘出可能である．

合併症対策

1．眼球組織の保護

どの手術過程も眼粘弾剤をしっかり前房に充填し，角膜内皮や虹彩，水晶体嚢を保護することに留意する．手術手技に手間取ると創口から眼粘弾剤が漏れて前房が虚脱し，前房組織を損傷するため，その都度前房に眼粘弾剤を追加し，手術操作のスペースを確実に確保しながら行う必要がある．

硝子体が前房に脱出している症例や，創口に嵌頓している場合は，硝子体を牽引すると網膜剝離を起こす可能性があるため，硝子体カッターや眼粘弾剤でしっかり硝子体を郭清する．眼球が虚脱する可能性がある場合は infusion port を作成し，眼内灌流をしながら行う．

2．IOL 切断時の注意点

切断法で使用する剪刀の先端は切れにくい．IOL 切断時に完全に先端まで閉じると IOL 光学部が前房の中で立ち上がり，角膜内皮損傷を起こす危険性がある．切断時は刃先まで使わず刃の手前で切断すると良い．

3．Cartridge pull-through technique の注意点

1）カートリッジ挿入準備

カートリッジをそのまま前房に挿入すると，陰圧で虹彩がカートリッジに嵌頓する．挿入前にカートリッジ内腔に眼粘弾剤を充填し，鑷子を通しておく．

2）切開創

切開創は IOL 光学部を把持した鑷子先端の容積を考慮して 3 mm 以上が良い．切開創の角度も重要である．強角膜創から虹彩と平行に前房に入ると，内方弁が虹彩に近くなり，カートリッジに虹彩が嵌頓しやすい(図 8-a)．切開創作成時にスリットを立てて角膜寄りで前房に入るようにし，内方弁を虹彩から離すことで，カートリッジに虹彩が嵌頓しにくくなる(図 8-b)．

3）カートリッジのベベルの向き

ベベルダウンの場合，IOL 光学部は山折りとなる．角膜内皮との距離を保てることが利点だが，虹彩の可動性が大きい症例や散瞳不良症例では

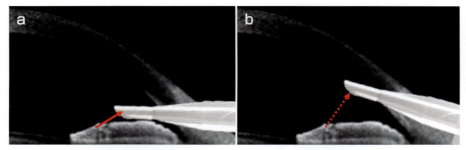

図 8. Cartridge pull-through technique の切開創
a：切開創の内方弁が虹彩に近いとカートリッジに虹彩が嵌頓しやすい．
b：内方弁を虹彩から離れた位置に作成すると虹彩が嵌頓しにくい．

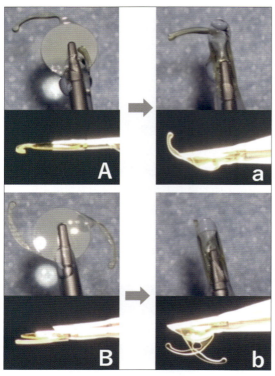

図 9. IOL の把持部位
A→a：ループの付け根の光学部を把持すると，対側ループの挙動はよく見えるのでコントロールしやすい．
B→b：両ループの中間の光学部を把持すると，カートリッジがベベルダウンの場合はループが硝子体側に立ち上がる．虹彩や水晶体囊を損傷する可能性があるため推奨しない．

カートリッジ内への虹彩嵌頓に注意が必要である．ベベルアップは IOL 光学部が谷折りとなる．虹彩が嵌頓しにくい利点はあるが，谷折りとなった光学部のエッジやループが角膜内皮に近くなるため，鑷子とカートリッジを硝子体側へ倒すなどして角膜に当たらないように注意が必要である．

4）IOL 光学部の把持部位

筆者はカートリッジをベベルダウンにし，ループの付け根の光学部を把持して摘出する方法を通常行っている．手前のループはすぐにカートリッジに引き込まれる(図 9-A)．対側ループの挙動はよく見えるので，周囲組織に接触しないようにコントロールしながら摘出することができる(図 9-a)．両ループの中間の光学部を把持して IOL を摘出すると(図 9-B)，カートリッジがベベルダウンの場合はループが硝子体側に立ち上がる．加えてループの位置はカートリッジに隠れて術者からは見えない(図 9-b)．カートリッジにループが引き込まれる前に摘出すると虹彩や水晶体囊を損傷する可能性があるため避けるべきである．

Cartridge pull-through technique について多数の注意点を記載したが，ポイントを押さえれば低侵襲に行える方法と考える．IOL の挙動はカートリッジの向きや IOL の把持位置で異なるため，確認しながらゆっくり行うことが大切である．

おわりに

IOL 摘出は術者にとってストレスが大きく，手術侵襲も強い手技であったが，新しい方法が登場し低侵襲で安全に行える時代へと変化してきている．屈折矯正白内障術後のセカンドオペレーションとしても対応可能と考えるが，症例により状況は多種多様であるため，術者は幅広い技術を習熟しておくことが大切である．

文　献

1) 高畑　隆：「多焦点で見えにくい：抜去 vs 待つ」早期入れ替え派である理由．IOL & RS，**34**(4)：647-651，2020.
   Summary　多焦点 IOL の不満症例 378 眼に対し早期入れ替え（平均 1.8 か月）を行い，術中合併症はチン小帯断裂 0.3%，前部硝子体切除 0.5% など非常に少なく，囊外固定となった症例は 2 眼，IOL 縫着となった症例はなかったと報告している．

2) 太田俊彦：IOL 偏位・脱臼に対する強膜内固定：T-fixation technique と L-ポケット切開法を併用した整復術．臨眼，**73**：171-180，2019.

3) Oshika T, Tsuboi S, Yaguchi S, et al：Comparative study of intraocular lens implantation trough 3.2-and 5.5-mm incisions. Ophthalmology, **101**：1183-1190, 1994.

4) 福岡佐知子，木下太賀，森田真一ほか：カートリッジと鑷子による低侵襲IOL摘出法"Cartridge pull through technique"．IOL & RS，**34**：467-474，2020.

Monthly Book
OCULISTA
オクリスタ

2020.**3**月増大号
No. **84**

眼科鑑別診断の勘どころ

眼科における**鑑別診断にクローズアップした増大号！**
日常診療で遭遇することの多い疾患・症状を中心に、**判断に迷ったときの**
鑑別の"勘どころ"をエキスパートが徹底解説！

編集企画

柳　靖雄　旭川医科大学教授

2020年3月発行　B5判　182頁　定価5,500円（本体5,000円＋税）

目 次

- 小児の眼球運動異常，斜視の診断のすすめ方
- 成人の眼球運動異常，斜視の診断のすすめ方
- 眼瞼腫瘍を認めたら
- 結膜腫瘍の鑑別
- 角膜上皮びらんと遷延性角膜上皮欠損
- 難治性角膜疾患の鑑別―感染症を中心に―
- 角膜内皮障害の鑑別
- 前房炎症の見方
- 緑内障性視神経症と鑑別すべき疾患
- 視神経に腫脹を認めたら
- 視神経炎：最近の考え方―すばやく治療に入るための鑑別診断―
- 黄斑部に出血を認めたら
- 黄斑の滲出性変化の鑑別
- 眼底出血
- 黄斑円孔と偽円孔
- ぶどう膜炎で硝子体混濁をきたすもの
- 眼底に白斑（白点）を認めたら
- 網膜色素上皮症・脈絡膜炎
- 感染性ぶどう膜炎の鑑別ポイント
- 脈絡膜腫瘍を疑った場合の検査所見

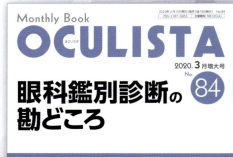

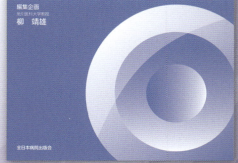

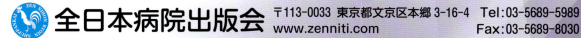

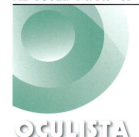

特集/術者が伝えたい！眼内レンズ挿入後のアフターフォロー

前房型有水晶体眼内レンズ

三木恵美子*

Key Words： 前房型有水晶体眼内レンズ(anterior chamber phakic intraocular lens)，虹彩支持型(iris-fixated)，角膜内皮細胞減少(corneal endothelial cell loss)，白内障(cataract)，屈折矯正手術(refractive surgery)

Abstract： 前房型有水晶体眼内レンズ(P-IOL)挿入眼について解説する．虹彩支持型レンズ Artisan，Artiflex(Ophtec 社)の屈折矯正効果は良好で安定している．一部の症例では合併症として，レンズの緩みや脱落，角膜内皮細胞減少を起こすことがあり，レンズの位置修正や抜去が必要になる．白内障手術が増えてきたが，P-IOL 挿入眼は強度近視眼が多いため長眼軸によるレンズ計算の度数ずれには注意が必要である．術前検査は P-IOL の影響はない．手術はレンズの抜去と白内障手術を同時に行うことができるが，角膜内皮を保護し不安定な前房の保持をはかり，創口の閉鎖不全には注意が必要である．白内障手術の成績は良好である．P-IOL 挿入眼で術後の経過観察ができていない症例があるため，定期的な経過観察をお願いしたい．

はじめに

前房型有水晶体眼内レンズ(phakic intraocular lens：P-IOL)である虹彩支持型のレンズの原型は，1978 年に Jan Worst によって無水晶体眼の屈折矯正に用いられた．その後，いくつかの改良が加えられて 1986 年以降は有水晶体眼における屈折矯正に使用されている．Artisan(Ophtec 社)はポリメチルメタクリレート(PMMA)製の虹彩支持型レンズで，1977 年にヨーロッパで CE マークを取得し，2004 年には米国 FDA により認可を受けている．角膜による屈折矯正が難しい強度近視や角膜厚が薄い症例，角膜形状が不整な場合でも適応があり，初期の成績は非常に良いものが多数みられる[1)2)]．長期経過ではレンズの脱臼や角膜内皮細胞減少[3)]などの合併症の報告がみられ，海外では今も多数使用されているが，国内ではより合併症が少なく移植しやすい後房型 P-IOL である ICL(implantable collamer lens：スター・ジャパン合同会社)の使用に移行している．

P-IOL 挿入例のなかには，そろそろ白内障を発症する症例もあり，手術を行っていない施設を受診することが増えてくるであろう．ここでは日常診療で P-IOL を目にしたときに参考にしていただけるよう，長期成績，合併症とその対応，白内障手術について説明する．

虹彩支持型有水晶体眼内レンズ

1. Artisan/Artiflex(Ophtec 社)

PMMA 製の Artisan[4)]に加え，2004 年には光学部が silicon 製(虹彩把持部は PMMA 製，幅 3 mm)の Artiflex[5)]が開発された(図 1)．Artisan は約 6.0 mm の切開創が必要であるが，Artiflex は 3.2 mm から挿入できる．いずれも虹彩を把持して固定するが，乱視用の Artisan Toric，Artiflex Toric は

---
* Emiko MIKI，〒107-0052 東京都港区赤坂 1-7-1 赤坂榎坂ビル 2 階　南青山アイクリニック東京，副院長

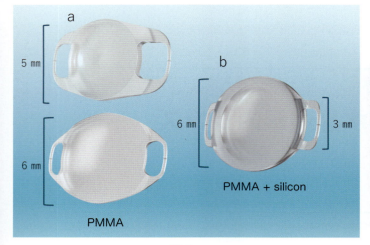
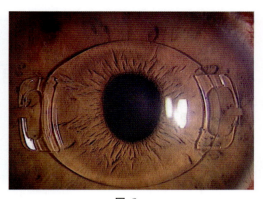

図 1.
a：Artisan（上段は Toric, Hyperopia もある）
b：Artiflex（Toric もある）
いずれも Ophtec 社

図 2.
Artiflex が固定されており上方には LI がある．

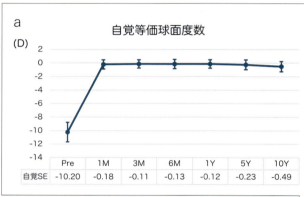
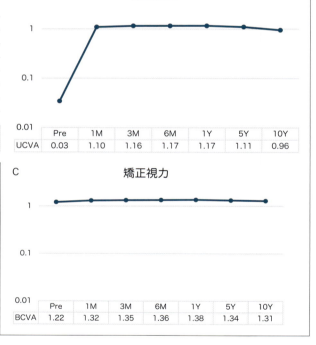

図 3．P-IOL 挿入眼の長期成績（10 年）
自覚等価球面度数（SE）（a）は長期にわたって安定している．裸眼視力（UCVA）（b）と矯正視力（BCVA）（c）ともに良好で安定している．

乱視の軸に合わせて固定するため，後房型 P-IOL で懸念されるレンズの回転，軸ずれは起こりにくく，良好な矯正効果が報告されている[6]．瞳孔ブロック予防のために術前の laser iridotomy（LI）か術中の周辺虹彩切除を行う（図 2）．

国内では今までに 8,000 枚以上が挿入されているが，2023 年の 1 年間の使用枚数は Artiflex 約 20 件と減少している．当院では 2000〜2018 年の間に 392 例 716 眼に挿入術を行った．

2．長期成績

矯正効果としての成績はよく，たくさんの良好な結果が報告されている[1)2)3)6]．当院での成績を紹介する．対象は正視狙いの 340 例 628 眼（男性 150 例 274 眼，女性 190 例 354 眼）で，平均年齢は 35.9

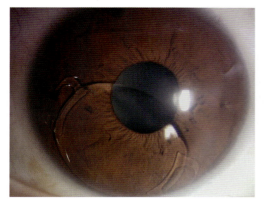

図 4.
片方の虹彩把持が外れている．レンズは
動揺し角膜内皮に接触する．

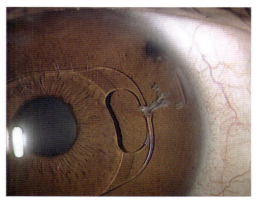

図 5.
虹彩のレンズ把持部が引き延ばされて薄く
なっている．レンズは動揺し不安定．すぐ
上の虹彩周辺部には LI が施行されている．

±8.9 歳，術前自覚等価球面度数は－10.2±4.75 D（－25.25～＋9.0 D）であった．挿入したレンズは Artiflex 299 眼，Artiflex Toric 74 眼，Artisan 154 眼，Artisan Toric 101 眼である．図 3 に示すとおり，矯正効果は良好であり，術後 10 年の間，自覚等価球面度数，裸眼視力，矯正視力ともに安定している．

3．術後の問題点と合併症[7]

1）レンズ把持の緩み，脱落（図 4）

虹彩把持が緩んだり，外れてレンズが脱落したりすることがある．Moran らはレンズの偏位や脱臼のための再固定が 2％で必要であったと報告している[8]．その理由は手術時に把持した量が元々少なかったことや，外傷，時間経過とともに把持量が減少することなどが考えられる．虹彩把持部の萎縮も観察されることがある（図 5）．固定が緩くなりレンズの動揺が起こると，角膜内皮細胞が減少する可能性があるため，把持量の低下を認めた場合には再固定が必要である．脱落は外傷でも起こることがあり，外れたレンズが角膜内皮細胞に接触するため，早急に再固定を行う．当院の症例では時間経過による把持部の緩み，または脱落のため再固定が必要だったものが 59 眼（8.2％），打撲などの外傷で脱落し再固定を行ったものが 3 眼（0.4％）あった．

2）角膜内皮細胞減少

長期経過では角膜内皮細胞が減少することが観察されており，Jonker らは Artiflex で約 10％の

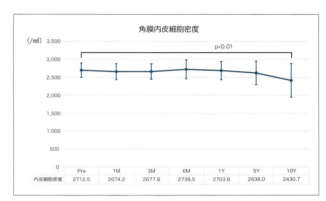

図 6．角膜内皮細胞密度の変化
10 年目には術前に比べ有意に減少している．

慢性的な内皮細胞の減少がみられ，3.1％では摘出が必要であったと報告している[9]．当院の症例でも角膜内皮細胞密度は術後 10 年目で有意に減少している（術前 2712.5±199.2/mm^2 が術後 2430.7±467.9/mm^2 に減少）（図 6）．角膜内皮細胞密度が 2,000/mm^2 以下に減少した症例は 35 眼（4.9％），1,500/mm^2 以下は 13 眼（1.8％）あった．レンズの固定状態はよく，内皮細胞が減少する原因は不明なことも多いが，浅前房やレンズと角膜内皮の距離が近いと内皮細胞が減ることが報告されている[10][11]．また，前述のようなレンズ把持の緩み，脱落により，角膜内皮に触れているものは早急に整復が必要であろう．術前の LI による影響も懸念される．

内皮細胞減少があれば必ず経時的な変化を観察

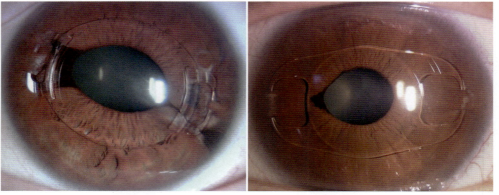

図 7. ぶどう膜外反
瞳孔縁で虹彩の一部が前房側に翻転し,虹彩裏面の色素上皮が観察される.

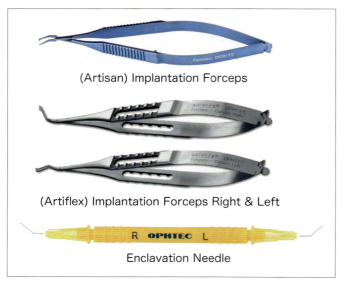

図 8. Artisan/Artiflex 手術器具

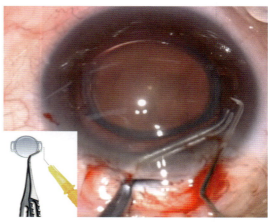

図 9. Artiflex の把持部の解除
把持部を鑷子で保持し,針先で虹彩組織を外している.把持するときは針ですくった虹彩組織を把持部に挟み込むように引っかける.

する.内皮細胞減少の程度によってはレンズの摘出が必要になるが,抜去のみを行うか同時に白内障手術も行うかは,水晶体の状態,調節力の残存状態により検討が必要となる.当院では内皮細胞減少(1,500/mm^{2}以下)による摘出は9眼(1.3%)(うち4眼は白内障も同時手術)に行っており,そのうち7眼の内皮細胞密度は1,000/mm^{2}以下であった.摘出後も内皮細胞の減少は続くことが報告されており[12],引き続き経過観察は必要である.

3)白内障

年齢とともに白内障が進行する症例もあるが,内眼手術後であり,手術に伴う炎症や水晶体への接触などで白内障が起こる可能性がある.強度近視による核白内障では屈折の変化も含め十分な観察が必要である.進行すれば手術治療が必要になるが[13],初回手術時年齢が高いこと,長眼軸が白内障進行のリスクファクターとされている[11].当院の術後症例では白内障のための手術は30眼(4.2%)に行っており,P-IOL抜去と白内障同時手術が可能である(後述).

4)その他

強度近視例が多いため網膜剝離,緑内障にも注意が必要であろう.慢性的な潜在性炎症も考えられる.図7のような,ぶどう膜外反がみられることがあるが,慢性的な変化であり,炎症などの他の所見がなければ経過観察とする.

再固定・摘出術

P-IOL の再固定，虹彩の把持には，挿入術で使用する専用のレンズ鑷子と針があるとやりやすい（図 8）．代わりに把持力のあるレンズ鑷子と，チストトームのように先を曲げた針を細いシリンジなどに付けて使用してもよいだろう．粘弾性物質（ophthalmic viscosurgical device：OVD）で角膜内皮を保護，前房空間を保持し，Artisan ではレンズ光学部の端を，Artiflex では虹彩把持部（PMMA）の硬いところを鑷子で把持，固定して，針で虹彩をすくって把持部の切れ目にとめる．摘出時は逆に針で払って外す（図 9）．針は固定部位に近い約 1 mm 幅の創から，固定用の鑷子は上方の約 3 mm 幅の強角膜創から挿入が可能である．摘出するときにはレンズを回転し，創口を拡げて把持部から抜去する．

白内障手術

P-IOL 挿入例では強度近視眼が多く，手術操作が難しいことがある．長眼軸では眼内レンズ（intraocular lens：IOL）度数計算にも注意が必要である．

1．術前検査と IOL 選択

P-IOL 挿入例では見え方にこだわりが強い症例が多い．良好な裸眼視力への期待が大きく，多焦点 IOL を希望されることもある．しかし，長眼軸のため希望に沿える度数のトーリック IOL や多焦点 IOL がないことがあり，網膜の状態によっても IOL の選択肢が限られる場合がある．前房深度や眼軸長測定などの術前検査において P-IOL の存在は測定値に影響がないとされるが[14]，念のために前眼部 OCT や測定時の画像で P-IOL と水晶体前面の誤認識がないかを確認するとよいだろう．IOL 度数計算においては長眼軸による度数ずれに注意が必要である．当院では計算式は長眼軸長の IOL 度数計算でも誤差が少ないとされる Barrett Universal Ⅱ式[15]（当院では IOL Master（ZEISS 社）と ARGOS（Alcon 社）に搭載）を用いる

ことが多く，Kane 式などいくつか他の計算式の結果も参考にして決めている．トーリックレンズは CASIA2（TOMEY 社）の Real K で 1.0 D 以上の角膜乱視を認めた場合に適応としている．使用した IOL は単焦点が 60 眼，多焦点が 13 眼で，単焦点レンズのなかには度数がマイナスの IOL が 2 枚，0〜+5.0 D の IOL（いずれも MA/MN60MA：Alcon 社）が 16 枚含まれる．

2．手術方法

OVD で前房の空間保持と角膜内皮保護を行い，P-IOL の虹彩把持を外す．このときは虹彩断裂，出血などに注意する．レンズ摘出の創口幅は Artiflex の把持部，Artisan のレンズ幅により 3.5〜6.5 mm 必要であるが，長眼軸と複数回の手術操作のために強膜が薄く弱いことが多いので，創口は強膜側から長めに作製する．強角膜の状態によっては創口の位置は上方中央（12 時）ではなく少しずらして作成することもある．レンズ抜去後は白内障手術操作の前に，創口を半分縫合したり，完全に閉じてから白内障手術の創口を別に作製したりするが，筆者は別の創口を作成することが多い．水晶体乳化吸引術では強度近視のため，チン小帯脆弱や，術中に著しく前房が深くなり逆瞳孔ブロックを起こしたり，反対に急激に前房が浅くなったりするなど，手術操作の難しさがある．強角膜創の縫合では，組織が脆弱で閉鎖不全が懸念されることがあり，縫合幅は大きめで，かつ惹起乱視を起こさないよう過度の緊張がないように縫合する．虹彩が嵌頓しやすいので OVD などで優しく整復しながら操作を行う．4 眼（5.5％）で閉鎖不全のため術後に虹彩整復・再縫合が必要であった（筆者の初期の症例に多い）．縫合による乱視は，必要があれば後日抜糸を行う．Khokhar らは P-IOL を残したまま，その下でまず白内障手術を行い，最後に創口を拡げて P-IOL 抜去を行う方法を紹介しており[16][17]，前房の安定と内皮保護に有効と思われる．筆者も数例行ったが，前房が深い症例が多いため，操作には問題なかった．

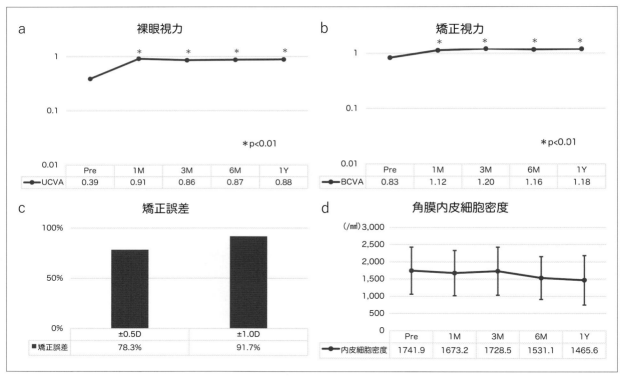

図 10. P-IOL 挿入眼の白内障手術成績
正視狙いの症例の裸眼視力(a), 矯正視力(b)ともに術前より改善し安定している.
矯正誤差(c)は 91.7%が±1.0D 以下であった. 角膜内皮細胞密度(d)は術後 1 年まで
術前に比べ有意差はなかった.

3. 手術成績

手術成績についての報告では，おおむね良好な視機能が得られている[13]．Vries らは Artisan 挿入眼の白内障手術で矯正精度，矯正視力は良好で，角膜内皮細胞損失は少ないと報告している[18]が，内皮減少例の報告もみられる[19]．当院で Artisan または Artiflex 挿入眼に白内障手術を行った，49 例 73 眼(男性 22 例 33 眼，女性 27 例 40 眼)の成績を図 10 に示す．手術時年齢は 56.1±5.6 歳(36〜66 歳)，眼軸長は平均 28.5±2.1 mm(24.34〜34.25 mm)であった．最初の P-IOL を入れてから白内障手術までの期間は平均 11 年 1 か月である．術前の角膜内皮細胞密度が 1,500/mm^2 以下の症例は 26 眼(35.6%)あった．

正視狙いの症例で裸眼視力は術前 0.39 が術後 3 か月で 0.86 へ，全症例の矯正視力は術前 0.83 が術後 3 か月で 1.20 と改善している．矯正誤差は 78.3%が±0.5 D 以内，91.7%が±1.0 D 以内である．角膜内皮細胞密度は術後 1 年までは術前に比べ有意差はなかった．術後経過は現在のところ良好であるが，長期経過をみる必要があると考えている．

おわりに

ほとんどの前房型 P-IOL 手術後の視機能は良好で安定している．P-IOL が脱落しない限り，不具合が起きていても自覚症状はないことが多く，次第に定期検査に受診しなくなる症例が多い．当院で前房型 P-IOL 挿入術を行って，3 年以上受診のない症例は，他院を受診していると思われる症例も含めて 392 例中 231 例(59.0%)である．発生頻度は低いが，レンズ把持の緩みや脱落，前房内炎症や角膜内皮細胞減少などが起こるため，定期的な経過観察は必要である．何かのきっかけで眼科を受診して異常が見つかり，久しぶりに当院を受診された眼を診て角膜内皮細胞の減少を見つ

けると，なぜもっと早く受診してくれなかったか
と思うことがあり，経過観察の必要性が十分に伝
わっていないことが残念である．

今後，P-IOL 挿入後の角膜内皮細胞減少例や白
内障手術を必要とする症例が増えてくると思われ
る．早期に異常が見つけられるよう，慎重な経過
観察を続けていただくようお願いしたい．

文 献

1) Güell JL, Morral M, Gris O, et al：Five-year fol-low-up of 399 phakic Artisan-Verisyse implan-tation for myopia, hyperopia, and/or astigma-tism. Ophthalmology, **115**：1002-1012, 2008.

2) Tahzib NG, Nuijts RM, Wu WY, et al：Long-term Study of Artisan Phakic Intraocular Lens Implantation for the Correction of Moderate to High Myopia：Ten-Year Follow-up Results. Ophthalmology, **114**：1133-1142, 2007.

3) Landesz M, Worst JG, Rij G：Long-term results of correction of high myopia with an iris claw phakic intraocular lens. J Refract Surg, **16**：310-316, 2000.

4) 北澤世志博：Artisan lens. IOL & RS, **27**：285-290, 2013.

5) 荒井宏幸：Artiflex. IOL & RS, **27**：291-297, 2013.

6) Royo M, Jiménez A, Alfonso JF, et al：Eight-year follow-up of Artiflex and Artiflex Toric phakic intraocular lens. Eur J Ophthalmol, **32**：2051-2058, 2021.

7) Kohnen T, Kook D, Morral M, et al：Phakic intraocular lenses Part 2：Results and complica-tions. J Cataract Refract Surg, **36**：2168-2194, 2010.
   Summary 長期経過，合併症についてのまとめ．

8) Moran S, Kirwan C, O'Keefe M, et al：Incidence of dislocated and subluxed iris-fixated phakic intraocular lens and outcomes following re-enclavation. Clin Exp Ophthalmol, **42**：623-628, 2014.

9) Jonker SMR, Berendschot TTJM, Ronden AE, et al：Five Year Endothelial Cell Loss after Implan-tation with Artiflex Myopia and Artiflex Toric Phakic Intraocular Lenses. Am J Ophthalmol, **194**：110-119, 2018.
   Summary Artiflex で約 10%の慢性的な内皮細胞

の減少がみられ，3.1%で P-IOL 摘出が必要で
あった．

10) Doors M, Cals DW, Berendschot TT, et al：Influ-ence of anterior chamber morphometrics on endothelial cell changes after phakic intraocular lens implantation. J Cataract Refract Surg, **34**：2110-2118, 2008.

11) Jonker SMR, Van Averbeke AAC, Berendschot TTJM, et al：Risk factors for explantation of iris-fixated phakic intraocular lenses. J Cataract Refract Surg, **45**：1092-1098, 2019.

12) Young KT, Hee MI, Eun PS, et al：Long-Term Follow-Up of Corneal Endothelial Cell Changes After Iris-Fixated Phakic Intraocular Lens Explantation. Cornea, **42**：150-155, 2023.

13) Chen LJ, Chang YJ, Kuo JC, et al：Metaanalysis of cataract development after phakic intraocular lens surgery. J Cataract Refract Surg, **34**：1181-1200, 2008.

14) Zhang J, Xia Z, Han X, et al：Accuracy of Intra-ocular Lens Calculation Formulas in Patients Undergoing Combined Phakic Intraocular Lens Removal and Cataract Surgery. Am J Ophthal-mol, **234**：241-249, 2022.

15) Melles RB, Holladay JT, Chang WJ：Accuracy of Intraocular Lens Calculation Formulas. Ophthal-mology, **125**：169-178, 2018.

16) Khokhar S, Mahabir M：Phacoemulsification in phakic iris-claw lens with cataract. Indian J Ophthalmol, **66**：1609-1610, 2018
    Summary 前房型 P-IOL を残したままで白内障手術を行い，その後に P-IOL を摘出する方法を紹介．

17) Gaurisankar ZS, Rijn GA, Cheng YYY, et al：Two-year results after combined phacoemulsifi-cation and iris-fixated phakic intraocular lens removal. Graefe's Archive for Clin Exp Ophthal-mol, **260**：1367-1375, 2022.

18) Vries NE, Tahzib NG, Budo CJ, et al：Results of cataract surgery after implantation of an iris-fix-ated phakic intraocular lens. J Cataract Refract Surg, **35**：121-126, 2009.

19) Vargas V, Alio J：Refractive outcomes and com-plications following angle supported, iris fixated, and posterior chamber phakic intraocular lenses bilensectomy. Curr Opin Ophthalmol, **32**：25-30, 2021.

Monthly Book OCULISTA オクリスタ

2019.**3**月増大号
No. **72**

Brush up 眼感染症
―診断と治療の温故知新―

編集企画

江口　洋　近畿大学准教授
2019年3月発行　B5判　118頁　定価5,500円（本体5,000円+税）

眼感染症をエキスパートが徹底解説した増大号。
主な疾患の**診断と治療**、眼感染症に関わる**最新知識**、
気になるトピックスまで幅広く網羅。
日常診療に必ず役立つ1冊です！

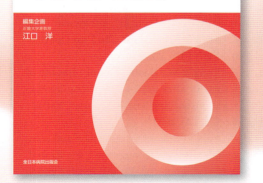

目次

眼感染症レビュー
細菌性結膜炎
アデノウイルス角結膜炎
細菌性角膜炎
ウイルス性角膜炎
真菌性角膜炎
アカントアメーバ角膜炎
術後眼内炎
濾過胞炎
　（緑内障インプラント
　　手術後感染症含む）
内因性眼内炎
涙嚢炎・涙小管炎

眼感染症
　―診断と治療の未来像―
塗抹検鏡の重要性
培養の重要性と限界
PCR
メタゲノムの臨床応用

眼感染症topics
周術期の抗菌薬は
　いつやめるべきか
術後眼内炎の最新事情
レアケースから学ぶ

 全日本病院出版会　〒113-0033　東京都文京区本郷 3-16-4　Tel：03-5689-5989
www.zenniti.com　　　　　　　　　Fax：03-5689-8030

特集/術者が伝えたい！眼内レンズ挿入後のアフターフォロー

後房型有水晶体眼内レンズ

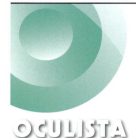

五十嵐章史*

Key Words：後房型有水晶体眼内レンズ(posterior chamber phakic intraocular lens)，ICL(implantable collamer lens)，low vault，high vault，中毒性前眼部症候群(toxic anterior segment syndrome：TASS)

Abstract：後房型有水晶体眼内レンズ(phakic IOL)のICL(STAAR社)は国内で唯一承認されたphakic IOLで，2014年に承認されたHole ICL(ICL KS-AquaPORT)の登場により，レンズサイズのミスマッチによる術後合併症のリスクは軽減され，代謝性の白内障進行が激減したことが現在の急激な普及につながっている．一方でICLは白内障手術に比べ，時折TASS(toxic anterior segment syndrome)の複数施設での発生が散見されることがあり，感染性眼内炎との鑑別・治療が重要となっている．

はじめに

後房型有水晶体眼内レンズ(phakic IOL)のICL(STAAR社)はcollamerと呼ばれるcollagenとヒドロキシエチルメタクリレート(HEMA)の重合体でできたプレート型のIOLで虹彩と水晶体の間のスペースである後房へ移植する．レンズの四隅にはフットプレートと呼ばれる突出部があり，この部分が毛様体溝へと挿入され安定した固定を得る．ICLは1993年STAAR社によって開発され，年々レンズ形状の改良を加え，国内ではICL V4として2010年に厚生労働省の認可を得た．しかし，従来のICL V4は術後の良好な視機能が得られる反面[1]，レンズ挿入によって眼内の房水循環が妨げられるため，虹彩切除が必要であること，術後に白内障の進行するリスク[2]があることが欠点であった．そこでShimizuらはレンズ中央に0.36 mmの小さな孔をあけることで，レンズを通して自然に近い房水循環が可能となるHole ICLを開発し[3]，2007年に世界初の人眼への埋植を行い，Hole ICL(ICL KS-AquaPORT)として2011年にCEマーク，2014年に国内で承認を得ることとなった．このHole ICLの登場により，国内の屈折矯正手術の構図は大きく変化し，これまで圧倒的なシェアを占めていたLASIK(laser in situ keratomileusis)に代わり，現在は国内トップシェアの屈折矯正手術となっている．

ICL術後のサイズのミスマッチと
それにより生じうる合併症について

ICLは虹彩と水晶体の間にブリッジするような形で眼内に固定されており，適切な大きさのレンズを選択することが術後合併症をなくすうえで重要になる．通常，ICLと水晶体前面の距離はvault(ボールト)という表現を用い，角膜厚を1つの目安として0.5〜1.5CT(corneal thickness：角膜厚)を適切なvaultと評価している．レンズサイズのミスマッチによる合併症については，Hole ICL登場によりその基準が緩和してきており，安全性が飛躍的に向上している．従来レンズ(HoleなしレンズとHole ICLにおける現状でのレンズのミ

---

* Akihito IGARASHI，〒150-0021　東京都渋谷区恵比寿西1-30-13　グリーンヒル代官山1階　代官山アイクリニック，院長・理事長

スマッチにより起こりうる合併症を解説する.

1. Low vault(レンズが小さすぎる場合)

レンズが目のサイズに対して小さく,0.5CT 未満の例を low vault と評価する.Low vault におけるリスクとしては,従来レンズでは水晶体前面の房水循環が不良となるため術後 1.1〜5.9%[2]に代謝性の白内障進行を認め,特に vault(ICL 後面と水晶体前面の距離)が狭い例ではそのリスクは高くなる[4]傾向であったが,このリスクは現在の Hole ICL では解消されており,low vault だから白内障が進行するとはいえないとされている[5].また toric レンズではレンズが回転しやすいという報告[6]もあったが,vault がある程度ある症例でも回転することがあり,必ずしも low vault だから回転するというエビデンスは現在はっきりしていない.

基本的には low vault における合併症のリスクは,Hole ICL になり,かなり緩和された印象であるため,おおむね経過観察でよいが,筆者は極端な low vault 例(ゼロ vault:レンズと水晶体前面にほとんどスペースがない)で調節障害を生じることを経験している.図 1 はその症例の前眼部 OCT 所見になるが,調節負荷(3 D)をかけても水晶体厚の変化は乏しい.図 2 は同症例でレンズ位置を垂直固定から水平固定へ調整し,ゼロ vault が改善した状態である.いわゆる vault が改善すると調節負荷前後で水晶体厚の変化が大きくなることがわかり,また水晶体前面の曲率半径もスティープ化することがわかった.つまり,ゼロ vault の例では水晶体前面がレンズにより平坦化すること,調節時の水晶体前面の膨隆がレンズによって抑え込まれる傾向により調節障害が生じることが推測されるが,これら極端な low vault 例の調節障害はまだ当院では少数例のため,今後多数症例にて検討が必要である.

2. High vault(レンズが大きすぎる場合)

レンズが目のサイズに対して大きく,2.0CT 以上の例を high vault と表現する.High vault におけるリスクは虹彩がレンズにより押し上げられる

ことで狭隅角となり,将来的な周辺虹彩前癒着(PAS)や眼圧上昇のリスクが懸念されている.また毛様痛が生じること,瞳孔運動が制限される傾向(縮瞳への影響)も示唆されており[7],術後グレア・ハローへの影響も懸念される.近年では high vault 例のほうが角膜内皮細胞が減少傾向となりうるという報告[8]もあるが,これは極端な角膜内皮細胞減少を生じている報告ではなく,この真意は現状では不明である.

ICL 術後の管理

1. 眼内炎

ICL は内眼手術であり,術後に最も注意しなければいけない合併症は眼内炎である.特に ICL における眼内炎は感染性眼内炎と TASS(toxic anterior segment syndrome)の 2 つを鑑別して適切に対応することが重要となる.ICL 後の感染性眼内炎は,過去の報告[9]では 0.0167%(3/17,954),およそ 6,000 眼に 1 例という割合とされており,そのうち詳細な報告が得られた 2 例は,ともに表皮ブドウ球菌が検出され視力低下なく治療されたとされている.一般的に ICL は若年者が対象であり水晶体が温存されることから,白内障術後の感染性眼内炎と比較すると割合が低く,予後も比較的悪くないとはされている.一方で ICL は白内障手術に比べ TASS が定期的に散見される時期がある.筆者が覚えている限り,TASS の国内複数施設での報告例は過去に 3 回ある.

最初の報告は中村が報告した 2018 年 12 月〜2019 年 10 月までに生じた 20 例 24 眼である[10].この報告では,ほとんどの症例で ICL 前面にフィブリンの析出を伴う強い前房内炎症が生じた一方で,患者の訴えは霧視感がメインで疼痛はあまりなく軽度であった.ステロイド治療に反応し,最終的には全例良好な視力へ改善している.原因は不明であったが一部のロットに偏りがあったことなどから,ICL 製造・出荷時に何らかの形で残存したエンドトキシンによるものが疑われたと報告されている.

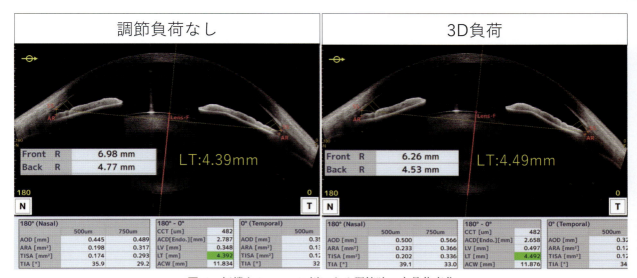

図1. 極端な low vault 例による調節時の水晶体変化
本症例は43歳,女性の左眼で,術後ほぼゼロ vault の状態で近見障害の訴えがあった.

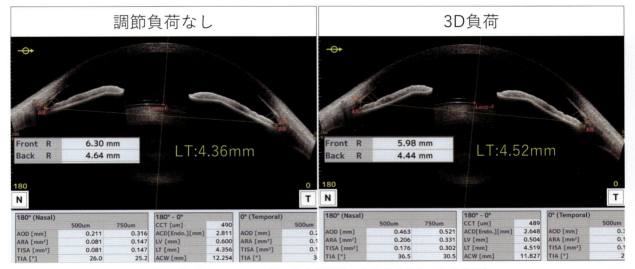

図2. 極端な low vault 例による調節時の水晶体変化(vault 改善時)
図1の症例にてレンズ位置を垂直方向から水平方向へ調整したところ,223μm の vault を得ることができた.結果,調整時の水晶体厚の変化は図1と比べて大きくなり,水晶体前面の曲率半径はスティープ化し,患者の近見障害も改善した.

次の報告は2021年12月〜2022年9月までに生じた国内6施設,13例18眼である.これは筆者も関与したものであるが,原因として使用しているインジェクターがSTAAR社専用のものではなく,白内障手術で用いられているアキュジェクトユニフィット(WJ-60MⅡ,Medicel 社)を使用していた施設に限られたことから,このインジェクターが主因とされた.もちろん,このインジェクターは白内障手術で世界的にも多数例に使用され

ており,同時期に白内障手術では TASS の報告はほとんどないことから,ICL レンズとこのインジェクターの組み合わせによるものが疑われた.この報告でもステロイド治療に反応し,全例矯正視力は1.2以上へ改善した.

そして最も直近の TASS 発生は,2023年の年末〜2024年の春頃までに全国的に散見されたものになる.全国的に複数施設で発生が報告されており,当院では2023年12月〜2024年4月の間に

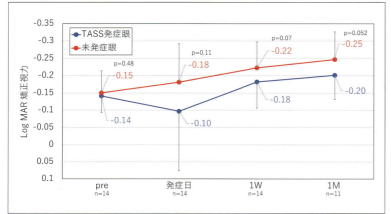

図 3.
TASS 発症眼と未発症眼の矯正視力の変化
TASS 発症眼は未発症眼に比べ，発症時から治療後 1 週，1 か月と矯正視力の低下を認めたが，いずれの時期も 2 群間に有意差はなかった（Wilcoxon signed rank test, $p>0.05$）．

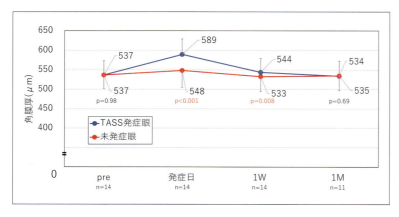

図 4.
TASS 発症眼と未発症眼の角膜厚の変化
TASS 発症眼は未発症眼と比べ，発症時に有意に厚く（$p<0.001$）なっており，治療後 1 週間もまだ厚くなる傾向（$p=0.008$）が残存し，治療後 1 か月で左右差はなくなった（$p=0.69$）．

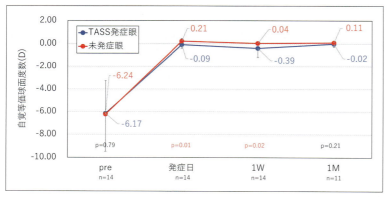

図 5.
TASS 発症眼と未発症眼の自覚等価球面度数の変化
TASS 発症眼は未発症眼と比べ，発症時（$p=0.01$），治療後 1 週間（$p=0.02$）で有意な近視化を認め，1 か月で左右差はなくなった（$p=0.21$）．

14 例 14 眼の TASS を認めた．今回の TASS 発生数は当院では過去最も多いものであり症例数が多く存在するため，この症例群をもとに TASS 発症例の特徴をまとめてみた．この時期における当院での TASS 発生率は 1.34％（14/1,047），全例片眼のみの発症で，平均年齢は 31.3±4.7 歳（25～41 歳），男性 5 眼・女性 9 眼であった．患者の訴えから推測される平均発症日は 1.1±0.5 日（0～2 日）と急性発症であり，訴えとして霧視感（85.7％），充血（64.3％），疼痛（35.7％）の順で多く，所見としては前房内のフィブリン析出（50％），前房蓄膿（7.1％）となり，硝子体混濁を生じた例はなかった．当院での TASS 発症眼は片眼のみであったため，僚眼（未発症眼）と矯正視力，角膜厚，等価球面度数を経時的（術前，発症日，治療後 1 週間，治療後 1 か月）に比較した．それによると，矯正視力は TASS 発症眼で低下を認めるものの，発症日（Wilcoxon signed rank test, $p=0.11$），治療後 1

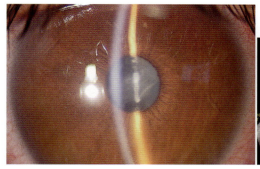
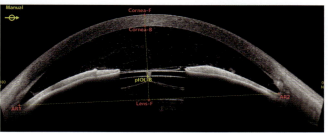

a|b 図 6. TASS 発症例の前眼部写真と OCT

2023 年 12 月～2024 年 4 月の間に当院で発生した TASS 例のなかで，最重症例の前眼部写真(a)と OCT(b)を示す．25 歳，女性で術後 2 日目より充血・霧視感を感じ，3 日目に受診となった．受診時，充血に加え，前房内に ICL レンズの前後面にフィブリンの析出を認め，散瞳不良もあり眼底透見不良であったため感染性眼内炎も疑い，前房洗浄時にレンズを摘出した．摘出後，眼底異常なく TASS と診断し，ステロイド治療をしたところ急速に改善し，摘出後 1 か月でレンズ再挿入を行い術後裸眼視力 2.0 へ改善した．

週（p＝0.07），1 か月（p＝0.052）と有意差はなく視力低下が比較的軽度で，治療後は全例 1.2 以上と予後が良好であることがわかる（図 3）．そして興味深いのは角膜厚の比較である．角膜厚は TASS 発症眼では発症日に有意に厚く（p＜0.001）なり，治療後 1 週間（p＝0.008）まで有意差が生じ，1 か月（p＝0.69）で左右差はなくなった（図 4）．また等価球面度数も TASS 発症眼では発症日（p＝0.01），治療後 1 週間（p＝0.02）で有意な近視化を認め，1 か月（p＝0.21）で左右の屈折差はなくなっている（図 5）．臨床経験においても TASS 発症時はこの角膜厚増加と近視化が印象にあり，TASS の特徴的な所見と考える．その他，眼圧は両群で経時的に有意な変化はなく（ANOVA, p＞0.05），角膜内皮細胞減少率（術前と治療後 1 か月）も TASS 発症眼で 5.1％，未発症眼で 3.5％と有意差はなかった（p＝0.21）．治療に関しては，軽症であればステロイド点眼の頻回投与（2 時間おき）とステロイド剤（プレドニゾロン 10 mg）の内服を 3 日～1 週間行い，前房内にフィブリン析出または前房蓄膿が生じた中等症以上では，前述に加え前房洗浄およびステロイド結膜下注射を追加した．本期間発症例のなかでは 1 眼にフィブリンによりレンズ中央の貫通孔が塞がり瞳孔ブロックを生じた例があったほか，異なる 1 眼では ICL レンズ前後面にフィブリン析出し，眼底透見不良となり感

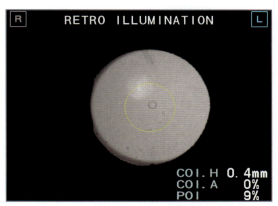

図 7. TONOREF Ⅲ（NIDEK）を用いた乱視軸の観察
TONOREF Ⅲ（NIDEK）における赤外線カメラモードを用いると，無散瞳下でも高確率で術後の乱視軸を観察することが可能となる．

染性眼内炎の疑いも生じたためレンズ摘出を行った（図 6）．レンズ摘出例は摘出後，眼底に異常がないことが確認され TASS と診断し，ステロイド治療により急速に改善を認めたため，その後 ICL を再挿入し，術後裸眼視力 2.0 へ改善した．TASS の治療で前房洗浄をする必要性に関しては色々な意見があるが，筆者は前房洗浄を行ったほうが症状改善が早いため，フィブリン析出するような状況では積極的に行うようにしている．臨床的に ICL 術後に突然前房内に強い炎症が生じると，正直感染なのか TASS なのかを見極めるのは非常に難しい．TASS の場合は今回示したように，炎症

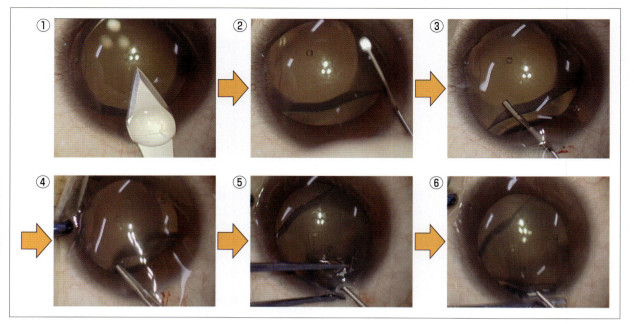

図 8. ICL 摘出法
①摘出創口の作成(2.6〜3.0 mm で摘出可能)，②レンズフックでレンズを摘出しやすい位置へ回転，③レンズの表裏に高分子粘弾性物質を入れスペースを作る，④レンズ鑷子で ICL ハプティクスの根本を深めに把持する(写真はやや浅めの把持)，⑤レンズを引き出し創口に引っかかったところをもう1本のレンズ鑷子で厚めに把持，⑥レンズを引き出し摘出

の割に自覚症状が軽度で視力もそこまで低下しない．前眼部 OCT があれば角膜厚が肥厚しているかも特徴的所見であり，何より症状の進展が緩徐である．これらを踏まえ治療を行ったのちも必ず感染の疑いは残し，治療後に数時間ごとに悪化がないかを確認することは重要となる．

2．トーリックレンズの軸ずれ・位置補正・残余乱視の調整

トーリックレンズは1°ずれると乱視矯正効果が約3％減弱するとされ，仮に30°ずれてしまうとほとんど乱視矯正効果がなくなることになる．基本的には散瞳状態でレンズマークを確認する必要があるが，対象患者が若年者で瞳孔径が大きいことから，オートレフである TONOREFⅢ(NIDEK)の赤外線カメラを用いると無散瞳状態でも高率にレンズマークを確認することができるのでお勧めしたい(図7)．軸修正方法は，角膜に1〜1.5 mm のサイドポートを作製し，低分子粘弾性物質を眼内に満たした後，専用のフックで ICL を正しい位置へ回転させればよい．眼内に満たされた粘弾性物質は，ハイドレーションのときに眼内灌流液を創口から流すように排出させればよいだろう．

3．ハロー・グレア

ICL 術後はレンズからの散乱光の影響でグレア，とりわけハローが生じることが必発となる．ハローは Hole ICL の中央貫通孔からの散乱光，レンズ光学部境界域の散乱光が原因とされており，術後早期にはほぼ全例に必発する症状である．一方で，グレア症状はあまり強くはなく視界の中央部は明瞭に見えることが多いため，このハロー現象はニューロアダプテーションという脳の順応により時間経過とともに不快ではなくなってくる．一般的には術後1〜6か月の間でこの順応が起こってくることが多く，事前に患者へ説明しておくことが症状緩和のコツとなる．

4．Vault の微調整

ICL 術後において過度に low および high vault となる場合は，vault を最適に調整する必要が出てくる．その際，レンズサイズをアップ・ダウンさ

せレンズを摘出・交換する方法が一般的であるが，術後 vault の程度は患者の視機能に影響することは少ないため患者は交換手術に対して抵抗を持つことも多く，また術者も患者の視機能が良好なレンズ交換は心理的負担が大きくなる．そこで眼内でレンズを回転させ固定位置を変えることで，vault を微調整する方法がある．ICL が固定される毛様溝間距離(sulcus to sulcus)は眼球の水平方向に比べ垂直方向で 0.3 mm 程度長いとされている[11]．そのため，水平方向に固定された ICL を 90° 回転させ垂直方向に固定すると vault は小さくなり，逆に垂直方向の固定を水平方向に固定すれば vault は大きくなる．眼内のレンズを 90° 回転させる方法は前述のトーリックレンズの軸ずれ・位置補正と同じ方法で可能であり，再処置法として容易で患者の負担も少ない．ただし，レンズ固定位置が決まっているトーリックレンズでは不可能な方法となる．

5. レンズの摘出・交換

ICL 術後にレンズ度数やサイズが合わなかった場合は ICL を摘出・交換する必要がある．その頻度は決して高くなく，当院においての交換率は 0.16%(7/4,302，2022 年 6 月〜2024 年 6 月まで)であった．頻度は非常に低いが ICL 手術を行ううえでは決してゼロになることはなく，術者としては必ず対応を理解しておかなければならない．摘出・交換のポイントは交換レンズの度数計算法とレンズ摘出手技であり，その 2 つのコツを説明する．

1）交換レンズの度数計算方法

交換レンズの度数決定に関しては一般的には初回手術のデータをそのまま使用し，術後誤差が生じた自覚屈折度数を付加する形で再計算する方法である．例えば，初回手術時の目標屈折度数が正視ねらいであったのに，術後 1.0 D 低矯正となった場合は，初回手術データの目標屈折度数に 1.0 D 遠視ねらいにした度数を算出する．乱視が足りなければ，乱視度数も付加することが可能である．

2）レンズ摘出のコツ

ICL 摘出交換時の切開創幅は 2.6〜3.0 mm で摘出可能である．最初に低分子粘弾性物質で眼内を満たし，レンズを把持しやすいところにレンズを回転させる．その後，ICL の表側と裏側へ高分子粘弾性物質を入れ，前房および ICL-水晶体に十分なスペースを作る．

摘出時にレンズを把持する部分はハプティクスの根本部分がお勧めで，筆者は主にレンズ鑷子を用いてこのハプティクスの根本部分を深めに把持し，一気に創口から引き出すようにしている．その際，引き出したレンズが創口で引っかかり眼外へ摘出しきれない場合は，無理せずもう 1 本レンズ鑷子を用いてレンズ全体を挟み込み，引き出すと安全に摘出可能である(図 8)．

おわりに

Hole ICL の登場により，術後のサイズのミスマッチに関して術後合併症リスクは寛容となり，何より術後白内障のリスクが改善されたことにより安全性が飛躍的に向上したことから，この術式は近年急増している．一方で，内眼手術であることから眼内炎に関しては細心の注意が必要であり，特に白内障手術と比べて TASS が生じることがありうるため，その特徴を理解することは重要である．TASS に関してはこれまで詳細不明なことも多かったが，本稿をもとに今後の治療に役立てば幸いである．

文　献

1) Igarashi A, Kamiya K, Shimizu K, et al：Visual performance after implantable collamer lens implantation and wavefront-guided laser in situ keratomileusis for high myopia. Am J Ophthalmol, **148**(1)：164-170, 2009.

2) Packer M：Meta-analysis and review：effectiveness, safety, and central port design of the intraocular collamer lens. Clin Ophthalmol, **10**：1059-1077, 2016.
   Summary 従来 ICL と Hole ICL の過去の論文を

解析したもので，合併症リスクの指標として重要
な論文である．

3) Shimizu K, Kamiya K, Igarashi A, et al : Early clinical outcomes of implantation of posterior chamber phakic intraocular lens with a central hole(Hole ICL)for moderate to high myopia. Br J Ophthalmol, **96**(3) : 409-412, 2012.

4) Schmidinger G, Lackner B, Pieh S, et al : Long-term changes in posterior chamber phakic intraocular collamer lens vaulting in myopic patients. Ophthalmology, **117**(8) : 1506-1511, 2010.

5) Alfonso-Bartolozzi B, Fernández-Vega-Cueto L, Lisa C, et al : Ten-year follow-up of posterior chamber phakic intraocular lens with central port design in patients with low and normal vault. J Cataract Refract Surg, **50**(5) : 441-447, 2024.

6) Sheng XL, Rong WN, Jia Q, et al : Outcomes and possible risk factors associated with axis alignment and rotational stability after implantation of the Toric implantable collamer lens for high myopic astigmatism. Int J Ophthalmol, **5**(4) : 459-465, 2012.

7) Kato S, Shimizu K, Igarashi A : Vault Changes Caused by Light-Induced Pupil Constriction and Accommodation in Eyes With an Implantable Collamer Lens. Cornea, **38**(2) : 217-220, 2019.

8) Qian T, Du J, Ren R, et al : Vault-Correlated Efficacy and Safety of Implantable Collamer Lens V4c Implantation for Myopia in Patients with Shallow Anterior Chamber Depth. Ophthalmic Res, **66**(1) : 445-456, 2023.

9) Allan BD, Argeles-Sabate I, Mamalis N : Endophthalmitis rates after implantation of the intraocular Collamer lens : survey of users between 1998 and 2006. J Cataract Refract Surg, **35**(4) : 766-769, 2009.

10) 中村友昭 : ICL 後の TASS. IOL & RS, **35**(4) : 599-609, 2021.

11) Biermann J, Bredow L, Boehringer D, et al : Evaluation of ciliary sulcus diameter using ultrasound biomicroscopy in emmetropic eyes and myopic eyes. J Cataract Refract Surg, **37**(9) : 1686-1693, 2011.

特集／術者が伝えたい！眼内レンズ挿入後のアフターフォロー

白内障術後眼内炎

馬詰和比古*

Key Words： 白内障術後眼内炎(endophthalmitis after cataract surgery)，抗菌薬投与(antibiotic use)，硝子体手術(vitrectomy)，毛様充血(ciliary injection)，前房蓄膿(hypopyon)

Abstract： 白内障手術後の眼内炎は，近年の報告によると発症率は，0.0245％と頻度は決して高くないが，術者にとっては必ず意識を持っていなければならない疾患である．一度高度な炎症が眼内に生じると不可逆な視機能低下は免れない一方で，早期発見，診断により回復の望みが得られる．本稿では眼内炎の前眼部所見の特徴の確認，的確な検体採取，そして抗菌薬の硝子体内投与，および硝子体手術を行う際の留意点などを中心に概説する．

背景

白内障手術後に最も遭遇したくない合併症が術後眼内炎である．これまでの眼内炎の発症頻度は0.052％と報告されていた[1]．2018年に本邦で前向き多施設共同研究の結果が報告[2]され，63,244症例中HOYA社の中毒性前眼部症候群(TASS)様の非感染性眼内炎症例12例を含むHOYA社製眼内レンズ(IOL)使用例を除いた52,983症例中13症例で術後感染性眼内炎の診断となり，発症率は0.0245％となっている．報告の概要を解説すると，手術時年齢は平均73.2±9.6歳で，男性41.5％，女性58.5％であった．眼内炎発症13例中11例は手術～4週までの急性細菌性眼内炎で，2例は5週以降の遅発性眼内炎であった．99.5％の症例で術式は超音波乳化吸引術が選択され，創口形式は強角膜切開58.7％，角膜切開27.5％，経結膜強角膜切開13.1％という割合であった．発症は0.0245％と頻度は低いものの，発症した際には的確な診断と迅速な対応が求められる．

眼内炎の診断

これまでの眼内炎に対する大規模な報告は1995年に報告されたEndophthalmitis Vitrectomy Study(EVS)[3]であり，主たる症状として，視力低下94％，結膜充血82％，眼痛74％，眼瞼腫脹35％が挙げられている．白内障術後の診察で細隙灯顕微鏡による前眼部診察は必須であり，眼内炎を疑ううえで最も重要である．先にEVSで結膜充血の報告があったが，充血に加え，結膜浮腫をきたしていることもある．また，前房内炎症が顕著となり，フィブリンがIOLの前後面に析出していることが特徴的である．さらに，しばらく起座位を保持し静かにしてもらうと前房蓄膿の観察が可能となる(図1)．角膜の所見に関しては，上皮浮腫やDescemet膜皺壁が観察されるが，手術翌日には観察されなかったDescemet膜皺壁が前房炎症の増悪とともに術後3日頃から出現した際には注意をして診察をするべきである．

殊に急性期細菌性眼内炎の場合は刻々と増悪していくために，来院時には眼底が透見できないことが多い．そのため，Bモード超音波断層検査は硝子体混濁の評価および病勢の判断に有用とな

---

* Kazuhiko UMAZUME，〒160-8402 東京都新宿区新宿6-1-1 東京医科大学臨床医学系眼科学分野，准教授

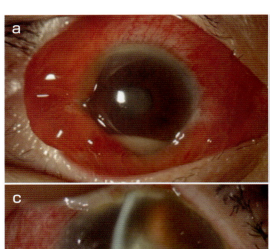
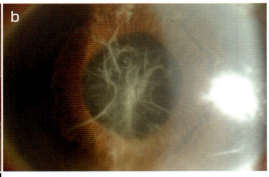
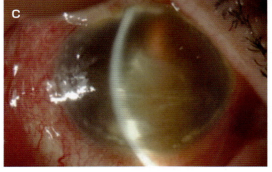

図 1.
白内障術後眼内炎前眼部写真
　a：結膜充血および結膜浮腫
　b：前房内のフィブリン析出
　c：角膜混濁および前房蓄膿

る．さらに時間的余裕があれば網膜電図も有用である．過去に b 波の減弱は予後不良因子であるとの報告[4]もあり，来院時の網膜機能を知るためにも施行を検討してもよい．EVS の報告に眼痛が 7 割の症例にみられたとあるが，眼内炎の治療にあたる際に，充血はあるものの痛みをほとんど訴えない患者もいることに注意が必要である．典型的な眼内炎の経過を辿り，診断に苦慮しないこともあるが，術後炎症なのか非感染性眼内炎なのかの判断に迷う症例にも遭遇する．術後の細菌性眼内炎は時間とともに急速増悪することが多く，入院施設があれば念のため入院をさせて，時間を空けたうえで複数回の診察が重要となる．クリニックなどであっても，院内に残ってもらい複数回診察するとともに，しかるべき処置，手術を行うための支援施設を確保することが必要となる．後述するが，まず疑わしければ頻回の抗菌薬点眼だけでなく，硝子体内注射を行い，その反応を見定めなくてはならない．

眼内炎の治療

治療の中心は抗菌薬の投与が中心となる．そこで頻回の点眼だけでよいか，もしくは抗菌薬含有の灌流液を用いた硝子体手術まで施行するかを病状に応じて決定する．治療を開始する感染症であることより，治療開始前に起因菌検索が必須となる．

眼内液の検索を行う前に眼脂および結膜嚢を擦過し，細菌培養，塗抹検査を行う．その際に，抗菌薬の感受性検査も追加することが後々重要となるので忘れないようにすべきである．近年は，strip PCR 検査により迅速に起因菌の同定が可能となる検査もあり，可能な施設では，古典的な培養検査に加えて施行すべきである．結膜擦過後には，前房水または硝子体手術を行うのであれば硝子体の採取となる．前房水には限りがあるので極力多くの検体を確実に採取することが求められる．我々は，白内障手術で用いた創口とは別に鋭針を角膜より前房に侵入させ検体を採取している（図 2）．その後にバンコマイシンおよびセフタジジムの抗菌薬の硝子体内投与を施行する．近年は，バンコマイシン投与に伴う出血性閉塞性網膜血管炎（HORV）が懸念されており，代用として 1.25％ポビドンヨード（PI）硝子体内注射，0.025％ PI 含有眼灌流液を用いた硝子体手術の有用性を示唆する報告もある．

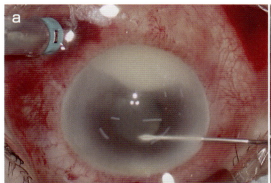
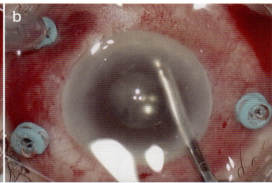
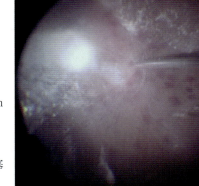

図 2.
白内障術後眼内炎術中写真
　a：27 ゲージの鋭針を用いた前房水採取（surgeon view）
　b：シムコ針を用いた前房内洗浄
　c：術中後部硝子体剝離作成（85 歳，術後眼内炎例．起因菌：腸球菌）．眼底は，しみ状出血および閉塞性血管炎の所見が観察される．

表 1．抗菌薬溶解希釈液の各種濃度

	バンコマイシン	セフタジジム
硝子体内注射	10 mg/ml	20 mg/ml
硝子体灌流液	20 μg/ml	40 μg/ml
結膜下注射	10 mg/ml	20 mg/ml
点眼	10 mg/ml	20 mg/ml

　現状は，まだ多くの施設では，抗菌薬投与が一般的であるとされているので，抗菌薬の希釈から投与までを解説する．各抗菌薬の濃度はバンコマイシン（10 mg/ml），セフタジジム（20 mg/ml）に調整し各々 0.1 ml を投与する（表 1）．この抗菌薬の調整は，外来および手術室で速やかに行えるように調整方法を記したものを常に用意しておくことも重要となる．調整は，バンコマイシン 0.5 g/vial，セフタジジム 1 g/vial を各々生理食塩水 50 ml のボトルより 5 ml ずつ吸引し薬剤を溶解する．溶解液を残存した 45 ml の生理食塩水ボトルに戻し，10 倍希釈とする（図 3）．硝子体手術を行う際は，強い痛みを伴っている場合は全身麻酔が望ましいが，多くの施設では簡単に全身麻酔をかけられる状況ではないので，球後麻酔，テノン囊下麻酔を適切に用いて疼痛管理を行うことが重要である．硝子体手術時に安全に手術を行うために視認性の確保を確実に行うべきである．前房内にフィブリンの析出が多量である場合，硝子体手術に先立って処理をする必要がある．サイドポートより粘弾性物質で前房を保持した後に角膜サイドポートより前房メインテナーと硝子体カッターを用いてフィブリンを除去する．シムコ針などの先端の口径が大きい器具を用いてもよい．硝子体の郭清は可及的に行うべきであるが，濾過胞関連眼内炎の硝子体手術時と同様に[5]，高齢にもかかわらず後部硝子体剝離（PVD）が生じていない症例もあるために，PVD の有無を確認することも重要である．IOL の摘出に関しては初回より摘出を行う必要がない場合が多いが，手術時に炎症が強く，腸球菌などの起因菌が予想される際などには IOL 摘出も考慮する．IOL の強膜内固定術[6]が広がった現在，IOL の 2 次挿入が以前に比べ容易になっていることから感染制御の面よりやや積極的に摘

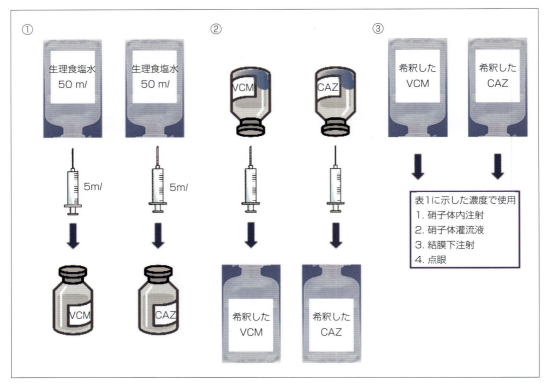

図 3. バンコマイシン(VCM)およびセフタジジム(CAZ)の適切な溶解方法

出してもよいのかもしれない．術後のステロイド点眼薬の使用については一定の見解はないが，起因菌に対する薬剤感受性が確認され，すでに使用を開始している場合には，消炎目的にリン酸ベタメタゾン点眼 1 日 4～6 回を併用する．一方で，全身のステロイド投与は，糖尿病などの全身疾患の合併に留意しながら，術後早期は使用すべきであると考えている．当院では，ベタメタゾンの点滴を術中に 4 mg 点滴で施行し，術後 4 日目まで漸減しながら使用している．全身の抗菌薬投与については，眼内への移行は限定的であるために，効果的とは考えにくいが，術後感染予防抗菌薬適正使用のための実践ガイドラインでは，セファゾリン Na の点滴を硝子体手術に使用することは，科学的根拠はないものの推奨するとされている．

おわりに

白内障術後眼内炎は遭遇することは稀な疾患であり，遭遇したくない疾患でもある．患者のストレスも高いことから的確な対処が求められる．診断については疑わしければ頻回の診察を行い，経時的変化を捉えることが重要であり，治療については速やかに適切な濃度の抗菌薬の投与を行うべきである．

文 献

1) Oshika T, Hatano H, Kuwayama Y, et al : Incidence of endophthalmitis after cataract surgery in Jpapan. Acta Ophthalmol Scand, 85 : 848-851, 2007.
2) Inoue T, Uno T, Usui N, et al : Incidence of endophthalmitis and the perioperative practices of cataract surgery in Japan : Japanese Prospective Multicenter Study for Postoperative Endophthalmitis after Cataract Surgery. Jpn J Ophthalmol, 62 : 24-30, 2018.
3) Results of the Endophthalmitis Vitrectomy Study. A randomized trial of immediate vitrectomy and of intravenous antibiotics for the treatment of postoperative bacterial endophthalmitis. Arch Ophthalmol, 113 : 1479-1496, 1995.
4) Horio N, Terasaki H, Yamamoto E, et al : Electroretinogram in the diagnosis of endophthalmitis after intraocular lens implantation. Am J Ophthalmol, 132 : 258-259, 2001.

5) Umazume K, Suzuki J, Usui Y, et al：Absence of Posterior Vitreous Detachment Is a Risk Factor of Severe Bleb-Related Endophthalmitis. J Ophthalmol, **2019**：1585830, 2019.
Summary　ブレブ関連眼内炎の重症度と後部硝子体剥離の関連を示した文献.

6) Yamane S, Sato S, Maruyama-Inoue M, et al：Flanged intrascleral Intraocular Lens Fixation with Double-Needle Technique. Ophthalmology, **124**：1136-1142, 2017.

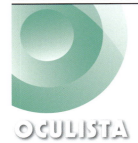

特集／術者が伝えたい！眼内レンズ挿入後のアフターフォロー

中毒性前眼部症候群

鈴木 崇*

Key Words: 中毒性前眼部症候群(toxic anterior segment syndrome), 白内障手術(cataract surgery), 術後炎症(postoperative inflammation), 角膜浮腫(corneal edema), ステロイド療法(steroid therapy)

Abstract: 中毒性前眼部症候群(TASS)は，眼内手術後に発生する急性の無菌性炎症反応である．主に白内障手術後に報告されるが，他の前眼部手術後にも観察される．原因は多岐にわたり，手術器具の不適切な洗浄，汚染された溶液，眼内レンズの問題などが挙げられる．症状は通常術後 12～48 時間以内に現れ，角膜浮腫，前房内炎症反応，虹彩の障害などを特徴とする．治療には主にステロイド療法が用いられ，重症例では外科的介入が必要となる．予防には適切な手術プロトコールの順守が不可欠であり，発生時には迅速な対応と原因究明が重要である．

TASS とは？

1. 概念

中毒性前眼部症候群(toxic anterior segment syndrome：TASS)は，手術中に眼内に入った非感染性物質が原因で起こる急性の無菌性術後炎症反応であり，毒性物質によって，眼内組織に障害を与える．初の TASS の症例は，1980 年に Meltzer によって，研磨剤が付着した眼内レンズ(IOL)を使用後に発症した無菌性の前房蓄膿の 9 症例が報告されている[1]．TASS は白内障手術以外にも抗 VEGF 注射，網膜硝子体手術，フェイキック IOL 手術，角膜移植手術においても生じる．

2. 疫学

TASS は通常，散発的もしくは施設内の outbreak として発生する．全体として，3～20 例の TASS の outbreak が年に数回起こり，白内障手術後の発生率は 1,000 人に 1 人以上と推定される．インドの Aravind Eye Hospital における Sengupta らによるレトロスペクティブ研究では，白内障手術 26,408 例中 60 例が TASS であったと報告されている[2]．

病因・病態

TASS 発症の病因については，明らかになっていないことも多いが，何らかの毒性を示す無菌物質が原因のことが多い．原因物質としては，薬剤や防腐剤，手術器具に付着した汚染物質，手術中に使用される手袋や消毒剤など，様々なものが報告されている[3]（表 1）．特に，手術器具に残留する消毒剤，消毒液，細菌のエンドトキシンについては，同一施設において，連続発症を引き起こすことがあり，注意が必要である[4]．

さらに，IOL 自体に起因する TASS も報告されている．Jehan らは，特定の親水性アクリル製 IOL における遅発性の TASS 症例を報告している[5]．本邦においても，IOL に起因した亜急性ならびに遅発性の TASS が報告されている[6,7]．2012～2013 年の間に，HOYA 社製シングルピース IOL（251, 255）を挿入した症例において，術後 1 か月前後で TASS と類似した炎症を呈することが報告された[7]．TASS が，遅発性に発生するために late-

---

* Takashi SUZUKI, 〒792-0811 新居浜市庄内町 1-8-30 いしづち眼科，理事長

表 1. TASS の原因物質

- 器具に残留したアルコール，グルタルアルデヒド，クロルヘキシジンなどの消毒剤
- 器具の洗浄に使用された洗剤
- 洗浄後に器具に残留したエンドトキシン
- プラズマガス滅菌後の器具への残留物
- 平衡食塩溶液(BSS)中の塩化ベンザルコニウム
- 前嚢染色液(メチレンブルーなど)
- IOL の研磨剤
- 劣化した粘弾性物質
- 眼軟膏
- 手袋の付着物

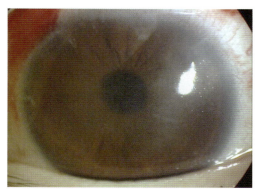

図 1. TASS の臨床所見
染色液使用後白内障手術の術後，高度の角膜浮腫を認める.

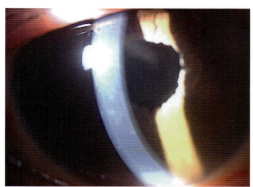

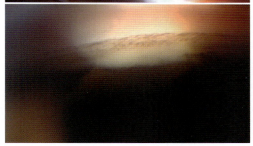

a
b
図 2. 白内障手術 1 か月後に発症した late-onset TASS の 1 例
a：前房内に炎症細胞を認める.
b：隅角に前房蓄膿を認める.

onset TASS とされる．本疾患では，IOL 製造工程中に IOL にアルミニウムが付着することで，非感染性の眼内炎症が生じた推測されている．

TASS 発症には，宿主側すなわち患者背景も関与している可能性もある．増殖糖尿病網膜症，ぶどう膜炎，偽落屑症候群などの眼疾患や，コントロール不良の 2 型糖尿病(DM)，全身性高血圧，慢性虚血性心疾患，慢性腎不全，高脂血症などの全身疾患を有する患者においては，問題のない術後に TASS のリスクを高める可能性がある[8]．

TASS の病態としては，有害物質による炎症惹起と房水動態の変化によって，血液房水バリアが破壊され，その結果，房水中に蛋白質と炎症細胞が放出されることによって，フィブリン形成などの前房内の反応を引き起こすと考えられている．さらに有害物質は，角膜内皮細胞も障害することで角膜浮腫を引き起こす[9]．

臨床所見

患者の自覚症状として，視力低下，充血，疼痛があるが，疼痛に関しては，比較的軽微であることが多い．所見は通常，術後 12〜48 時間以内に現れ，TASS の特徴的な臨床所見として，角膜浮腫がある(図 1)．さらに，前房内フィブリン形成や前房蓄膿などの重篤な前房内反応や虹彩が障害されることで生じる瞳孔散大を示すことも多い．また，嚢胞様黄斑浮腫を合併することも報告されている[10]．IOL に起因した late-onset TASS においても，TASS 同様に前房内の炎症を示した[7](図 2)．

TASS の重症例では，不可逆的な角膜内皮障害による水疱性角膜症を引き起こすことがある．さらに，虹彩が障害されることで虹彩萎縮や虹彩前癒着による眼圧上昇によって続発性緑内障を引き起こすこともある．

診 断

1. 検 査

細隙灯顕微鏡検査，隅角検査，眼底検査を行い，炎症の状況や範囲を確認することが重要である．前房内の炎症が強く眼底の観察が困難な場合は，

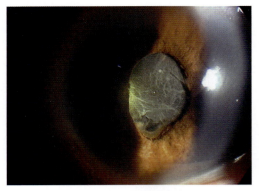

図 3. コントロール不良の関節リウマチ症例における白内障術後炎症
術翌日よりフィブリン形成を認める.

超音波 B モード検査を行い,硝子体混濁の有無を確認することが重要である.また,スペクトラルドメイン光干渉断層計(SD-OCT)画像で観察すると,TASS 症例では脈絡膜厚に一過性に影響を及ぼすことが報告されている[11].

感染性眼内炎を否定するために,眼内液(前房水,硝子体液)を採取し,微生物学的検査や PCR 検査を行うのが望ましい.

2. 鑑別疾患

1) 感染性眼内炎

感染性眼内炎は,細菌や真菌が手術中に眼内に汚染し,その後炎症を惹起することで発症するが,原因菌によって発症時期や臨床所見が異なる.黄色ブドウ球菌,腸球菌による眼内炎は術後 1 週間以内に発症する急性眼内炎を呈し,コアグラーゼ陰性ブドウ球菌(Coagulase negative Staphylococci:CNS)による眼内炎は術後1週間〜1か月までに発症する亜急性眼内炎を示す.一方,術後 1 か月後に発症する遅発性眼内炎からは P. acnes もしくは CNS が検出されることが多い[12].

2) 術後炎症・手術ストレス

近年,白内障手術における機械や手技の進歩により,手術侵襲も少なく,術後炎症も最小限に抑えられることが多い.しかしながら,小瞳孔やチン氏帯断裂などの難症例において手術侵襲が強い症例や破囊症例など,術翌日に角膜浮腫や前房炎症など手術侵襲による術後炎症がみられる(図3).特にぶどう膜炎が背景にある症例では,術後炎症に注意する必要がある.術後炎症の場合は,

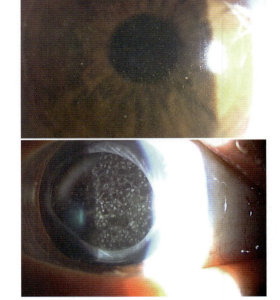

図 4. 白内障術後半年に認められたぶどう膜炎の1例
白内障未手術の反対眼にも前房内炎症・網膜血管炎が認められるため,白内障術後に発症したぶどう膜炎と診断
a:角膜後面沈着物を認める.
b:IOL 上の混濁を認める.

前房炎症のみで硝子体混濁などの後眼部の炎症を呈さない.

3) ぶどう膜炎

眼科手術とは関与なく,術後ぶどう膜炎が発症する場合がある.角膜後面沈着物や IOL の混濁に加えて,網膜血管炎や硝子体混濁を認める(図4).両眼性の場合もあり,反対眼の観察を怠らないようにする.また,全身検索を行いながら原因を追究する必要がある.

3. 鑑別のポイント

鑑別ポイントを表2に示す.発症時期・臨床所見を照らし合わせながら,診断を行う.

対　処

1. 治　療

1) 内科的治療

TASS の炎症反応に対する治療法としては,散瞳薬を併用しながら,デキサメタゾン 0.1% 点眼などのステロイド点眼を使用する[13].また,非ス

表 2. 術後炎症の鑑別ポイント

疾患	術後からの発症時期	臨床所見
急性（亜急性）感染性眼内炎	急性：術後 2～7 日 亜急性：術後 7 日～1 か月	前房内炎症 フィブリン 前房蓄膿 IOL 上の混濁 硝子体混濁 有痛性が多い
TASS	術後 2 日以内	前房内炎症 フィブリン 前房蓄膿 角膜浮腫 無痛性が多い （前嚢染色の使用，連続症例発症）
術後炎症	術翌日	前房内炎症 フィブリン 角膜浮腫
遅発性眼内炎	術後 1 か月	角膜後面沈着物 前房内炎症 IOL 上の混濁
Late-onset TASS	術後 1 か月	前房内炎症 フィブリン 前房蓄膿 IOL 上の混濁
ぶどう膜炎	術後様々な時期で発症する可能性がある	角膜後面沈着物 前房内炎症 硝子体混濁や網膜血管炎を伴うことがある 両眼性のこともある

テロイド性抗炎症点眼薬も眼痛や軽度の炎症の症状を緩和できることがある.

　前房内フィブリン形成や前房蓄膿を伴う重症例では，ステロイド注射も行われ，炎症を抑えるためにステロイド全身投与が必要な場合もある.

2）外科的治療

　前房洗浄は，内科的治療に反応せず，角膜浮腫が持続する症例に対して行われることがある[14].
TASS 後の続発性緑内障の場合，抗緑内障薬を使用し，場合によっては緑内障手術が必要となる.
水疱性角膜症を引き起こした場合は，角膜内皮移植などの角膜移植術を要する.

　TASS の場合，硝子体には炎症が波及していないことも多く，硝子体手術の必要性は少ないが，感染性眼内炎との鑑別が難しい場合，硝子体手術が選択される場合もある.

2. 連続症例に対する対応

　TASS の outbreak が発生したらすぐに，その病

因を分析することが重要である. 前述のように様々な原因が考えられるため，使用した溶液，薬剤，器具，手術室で使用された洗剤，手術手技，洗浄過程など，考えられる原因を徹底的に調査すべきである. TASS 発生事例を調査し，関与する病因物質を突き止め，無菌性術後炎症の原因を排除する必要がある. 特に，器具内の汚染については，注意深く考慮する必要がある.

3. 予 防

　TASS については，手術に関係する薬剤や消毒剤の管理，的確な手術器具の洗浄と滅菌を行えば，予防することが可能である. 特に，白内障手術ハンドピース内の洗浄は重要である.

4. 予 後

　TASS において，軽度の炎症に関しては，内科的治療で数日以内に消失することもある. 重症度は，前眼部組織に対する毒性障害の強さに関係する. 早期発見・早期治療が重要な疾患である. 発

見が遅れ，治療が遅れ，眼組織が不可逆性な障害が生じると，予後も不良になる．

文　献

1) Meltzer DW：Sterile hypopyon following intraocular lens surgery. Arch Ophthalmol, **98**：100-104, 1980.
   Summary TASS の世界で初めての報告．9 例の無菌性術後炎症．

2) Sengupta S, Chang DF, Gandhi R, et al：Incidence and long-term outcomes of toxic anterior segment syndrome at Aravind Eye Hospital. J Cataract Refract Surg, **37**：1673-1678, 2011.

3) Bodnar Z, Clouser S, Mamalis N：Toxic anterior segment syndrome：Update on the most common causes. J Cataract Refract Surg, **38**：1902-1910, 2012.
   Summary TASS の原因物質について，詳細に解説している総説．

4) Ünal M, Yücel I, Akar Y, et al：Outbreak of toxic anterior segment syndrome associated with glutaraldehyde after cataract surgery. J Cataract Refract Surg, **32**：1696-1701, 2006.

5) Jehan F, Mamalis N, Spencer T, et al：Postoperative sterile endophthalmitis(TASS)associated with the memory lens. J Cataract Refract Surg, **26**：1773-1777, 2000.

6) Oshika T, Eguchi S, Goto H, et al：Outbreak of subacute-onset toxic anterior segment syndrome associated with single-piece acrylic intraocular lenses. Ophthalmology, **124**：519-523, 2017.

7) Suzuki T, Ohashi Y, Oshika T, et al：Outbreak of late-onset toxic anterior segment syndrome after implantation of one-piece intraocular lenses. Am J Ophthalmol, **159**：934-939, 2015.
   Summary 日本で発症した同一製品の late-onset TASS の報告．

8) Yazgan S, Celik U, Ayar O, et al：The role of patient's systemic characteristics and platelet-crit in developing toxic anterior segment syndrome after uneventful phaco surgery：A case-control study. Int Ophthalmol, **38**：43-52, 2018.

9) Hernandez-Bogantes E, Navas A, Naranjo A, et al：Major review Toxic anterior segment syndrome：A review. Surv Ophthalmol, **64**：463-476, 2019.

10) Wijnants D, Delbeke H, Van Calster J, et al：Late-onset toxic anterior segment syndrome after possible aluminum-contaminated and silicon-contaminated intraocular lens implantation. J Cataract Refract Surg, **48**：443-448, 2022.

11) Sorkin N, Goldenberg D, Rosenblatt A, et al：Evaluation of the retinal, choroidal, and nerve fiber layer thickness changes in patients with toxic anterior segment syndrome. Graefes Arch Clin Exp Ophthalmol, **253**：467-475, 2015.

12) 原　二郎：発症時期からみた白内障手術後眼内炎の起炎菌—*Propionibacterium acnes* を主として—．あたらしい眼科，**20**：657-660, 2003.

13) Moyle W, Yee RD, Burns JK, et al：Two consecutive clusters of toxic anterior segment syndrome. Optom Vis Sci, **90**：e11-e23, 2019.

14) Dua HS, Attre R：Treatment of post-operative inflammation following cataract surgery—A review. Eur Ophthalmic Rev, **6**：98, 2012.

Monthly Book

OCULISTA
オクリスタ

2024.3月増大号
No. 132

眼科検査機器はこう使う！

編集企画
二宮欣彦
行岡病院副院長

2024年3月発行　B5判　170頁
定価5,500円（本体5,000円＋税）

この一冊で機器の使い方をマスター！
8つに細分化して項目立てされた
本特集は様々な疾患における
診断や評価、検査方法などを詳説！
豊富な図写真でわかりやすく、
エキスパート達の最新知見も
盛り込まれており、日常診療に役立つ
眼科医必携の増大号特集です。

目　次

Ⅰ. **視機能検査**
　・視機能検査

Ⅱ. **屈折・光学検査**
　・高次収差（波面センサー）

Ⅲ. **視野検査**
　・ハンフリー静的視野検査

Ⅳ. **眼軸長測定検査**
　・白内障手術のための光学式眼軸長測定装置
　・近視進行管理に必須な光学式眼軸長測定装置

Ⅴ. **広角眼底撮影**
　・外科的病態
　・内科的病態

Ⅵ. **前眼部OCT**
　・角膜診療
　・白内障手術
　・ICL手術のレンズサイズ決定における前眼部OCTの活用
　・緑内障（隅角）
　・緑内障（手術）

Ⅶ. **OCT**
　・緑内障
　・黄斑上膜, 黄斑円孔, 分層黄斑円孔
　・Age related macular degeneration（加齢黄斑変性）
　・網膜循環
　・病的近視
　・OCTアンギオグラフィー

Ⅷ. **疾患別検査**
　・ドライアイの検査
　・円錐角膜, 診断・治療のための検査

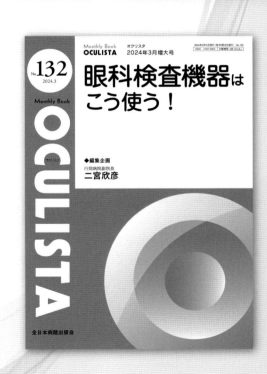

 全日本病院出版会
〒113-0033　東京都文京区本郷3-16-4　Tel:03-5689-5989
www.zenniti.com　　　　　　　　　　　　 Fax:03-5689-8030

FAX による注文・住所変更届け

改定：2024 年 1 月

　毎度ご購読いただきましてありがとうございます．

　読者の皆様方に弊社の本をより確実にお届けさせていただくために，FAX でのご注文・住所変更届けを受けつけております．この機会に是非ご利用ください．

◇ご利用方法

　FAX 専用注文書・住所変更届けは，そのまま切り離して FAX 用紙としてご利用ください．また，注文の場合手続き終了後，ご購入商品と郵便振替用紙を同封してお送りいたします．**代金が税込 5,000 円をこえる場合，代金引換便とさせて頂きます**．その他，申し込み・変更届けの方法は電話，郵便はがきも同様です．

◇代金引換について

　代金が税込 5,000 円をこえる場合，代金引換とさせて頂きます．配達員が商品をお届けした際に，現金またはクレジットカード・デビットカードにて代金を配達員にお支払い下さい(本の代金＋消費税＋送料)．(※年間定期購読と同時に 5,000 円をこえるご注文を頂いた場合は代金引換とはなりません．郵便振替用紙を同封して発送いたします．代金後払いという形になります．送料は，定期購読を含むご注文の場合は弊社が負担します)

◇年間定期購読のお申し込みについて

　年間定期購読は，1 年分を前金で頂いておりますため，代金引換とはなりません．郵便振替用紙を本と同封または別送いたします．送料弊社負担．また何月号からでもお申込み頂けます．

　毎年末，次年度定期購読のご案内をお送りいたしますので，定期購読更新のお手間が非常に少なく済みます．

◇住所変更届けについて

　年間購読をお申し込みされております方は，その期間中お届け先が変更します際，必ずご連絡下さいますようよろしくお願い致します．

◇取消，変更について

　取消，変更につきましては，お早めに FAX，お電話でお知らせ下さい．

　返品は，原則として受けつけておりませんが，返品の場合の郵送料はお客様負担とさせていただきます．その際は必ず弊社へご連絡ください．

◇ご送本について

　ご送本につきましては，ご注文がありましてから約 1 週間前後とみていただきたいと思います．

◇個人情報の利用目的

　お客様から収集させていただいた個人情報，ご注文情報は本サービスを提供する目的(本の発送，ご注文内容の確認，問い合わせに対しての回答等)以外には利用することはございません．

　その他，ご不明な点は弊社までご連絡ください．

株式会社 全日本病院出版会

〒113-0033 東京都文京区本郷 3-16-4-7F
電話 03(5689)5989　FAX03(5689)8030　郵便振替口座 00160-9-58753

FAX 専用注文書

年　月　日

○印	MB　OCULISTA 5周年記念書籍	定価(税込)	冊数
	すぐに役立つ眼科日常診療のポイント―私はこうしている―	10,450 円	

(本書籍は定期購読には含まれておりません)

○印	MB　OCULISTA	定価(税込)	冊数
	2025 年 1 月～12 月定期購読（送料弊社負担）	41,800 円	
	2024 年 1 月～12 月定期購読（送料弊社負担）	41,800 円	
	2023 年バックナンバーセット（No. 118～129：計 12 冊）（送料弊社負担）	41,800 円	
	No. 132　眼科検査機器はこう使う！　増大号	5,500 円	
	No. 120　今こそ学びたい！眼科手術手技の ABC　増大号	5,500 円	
	No. 108　「超」入門 眼瞼手術アトラス―術前診察から術後管理まで―　増大号	5,500 円	
	No. 96　眼科診療ガイドラインの活用法　増大号	5,500 円	

MB　OCULISTA バックナンバー （号数と冊数をご記入ください）

No.	/	冊	No.	/	冊	No.	/	冊
No.	/	冊	No.	/	冊	No.	/	冊

○印	PEPARS	定価(税込)	冊数
	2025 年 1 月～12 月定期購読（送料弊社負担）	42,020 円	
	PEPARS No. 195 顔面の美容外科 Basic & Advance　増大号	6,600 円	
	PEPARS No. 171 眼瞼の手術アトラス―手術の流れが見える―　増大号	5,720 円	

PEPARS バックナンバー （号数と冊数をご記入ください）

No.	/	冊	No.	/	冊	No.	/	冊
No.	/	冊	No.	/	冊	No.	/	冊

○印	書籍	定価(税込)	冊数
	角膜テキスト臨床版―症例から紐解く角膜疾患の診断と治療―　新刊	11,000 円	
	ファーストステップ！子どもの視機能をみる―スクリーニングと外来診療―	7,480 円	
	ここからスタート！眼形成手術の基本手技	8,250 円	
	超アトラス 眼瞼手術―眼科・形成外科の考えるポイント―	10,780 円	

お名前	フリガナ　　　　　　　　　　　　　　　㊞	診療科
ご送付先	〒　　－　　　　　　　　　　　　　　　　□自宅　　□お勤め先	
電話番号		□自宅　　□お勤め先

雑誌・書籍の申し込み合計
5,000 円以上のご注文
は代金引換発送になります

―お問い合わせ先―
㈱全日本病院出版会営業部
電話 03(5689)5989

FAX 03(5689)8030

FAX 03-5689-8030
全日本病院出版会行

年　月　日

住 所 変 更 届 け

お 名 前	フリガナ
お客様番号	（8マス） 毎回お送りしています封筒のお名前の右上に印字されております8ケタの番号をご記入下さい。
新お届け先	〒　　　　　　都道府県
新電話番号	（　　　　　）
変更日付	年　月　日より　　　　月号より
旧お届け先	〒

※ 年間購読を注文されております雑誌・書籍名に✓を付けて下さい。

- ☐ Monthly Book Orthopaedics （月刊誌）
- ☐ Monthly Book Derma. （月刊誌）
- ☐ Monthly Book Medical Rehabilitation （月刊誌）
- ☐ Monthly Book ENTONI （月刊誌）
- ☐ PEPARS （月刊誌）
- ☐ Monthly Book OCULISTA （月刊誌）

FAX 03-5689-8030

全日本病院出版会行

Monthly Book OCULISTA バックナンバー一覧

2024.10. 現在

通常号 3,300 円(本体 3,000 円＋税)　　増大号 5,500 円(本体 5,000 円＋税)

2021 年

No. 94　達人に学ぶ！最新緑内障手術のコツ　編／谷戸正樹
No. 95　確かめよう！乱視の基礎　見直そう！乱視の診療
　　　　　　　　　　　　　　　　　　　　　編／大内雅之
No. 96　眼科診療ガイドラインの活用法 増大
　　　　　　　　　　　　　　　　　　　　　編／白根雅子
No. 97　ICL のここが知りたい―基本から臨床まで―
　　　　　　　　　　　　　　　　　　　　　編／北澤世志博
No. 98　こども眼科外来　はじめの一歩
　　　　　　―乳幼児から小児まで―
　　　　　　　　　　　　編／野村耕治・中西(山田)裕子
No. 99　斜視のロジック　系統的診察法　　編／根岸貴志
No. 100　オキュラーサーフェス診療の基本と実践
　　　　　　　　　　　　　　　　　　　　　編／近間泰一郎
No. 101　超高齢者への眼科診療―傾向と対策―
　　　　　　　　　　　　　　　　　　　　　編／小野浩一
No. 102　水晶体脱臼・偏位と虹彩欠損トラブル
　　　　　　　　　　　　　　　　　　　　　編／小早川信一郎
No. 103　眼科医のための学校保健ガイド―最近の動向―
　　　　　　　　　　　　　　　　　　　　　編／柏井真理子
No. 104　硝子体混濁を見逃さない！　　　　編／池田康博
No. 105　強度近視・病的近視をどう診るか　編／馬場隆之

2022 年

No. 106　角結膜疾患における小手術
　　　　　　―基本手技と達人のコツ―　　編／小林　顕
No. 107　眼科医のための薬理学のイロハ　編／土至田　宏
No. 108　「超」入門　眼瞼手術アトラス
　　　　　　―術前診察から術後管理まで― 増大
　　　　　　　　　　　　　編／嘉鳥信忠・今川幸宏
No. 109　放っておけない眼瞼けいれん
　　　　　　―診断と治療のコツ―　　　　編／木村亜紀子
No. 110　どう診る？　視野異常　　　　　編／松本長太
No. 111　基本から学ぶ！ぶどう膜炎診療のポイント
　　　　　　　　　　　　　　　　　　　　　編／南場研一
No. 112　年代別・目的別　眼鏡・コンタクトレンズ処方
　　　　　　―私はこうしている―　編／野田　徹・前田直之
No. 113　ステップアップ！黄斑疾患診療
　　　　　　―コツとピットフォールを中心に―　編／井上　真
No. 114　知らないでは済まされない眼病理
　　　　　　　　　　　　　　　　　　　　　編／久保田敏昭
No. 115　知っておきたい！眼科の保険診療　編／柿田哲彦
No. 116　眼科アレルギー疾患アップデート
　　　　　　　　　　　　　　　　　　　　　編／海老原伸行
No. 117　眼と全身疾患―眼科医からのメッセージ―
　　　　　　　　　　　　　　　　　　　　　編／山田晴彦

2023 年

No. 118　低侵襲緑内障手術(MIGS)の基本と実践
　　　　　　―術式選択と創意工夫―　　　編／稲谷　大
No. 119　再考！角膜炎診療
　　　　　　―感染性角膜炎の病原体と標的治療―　編／戸所大輔
No. 120　今こそ学びたい！眼科手術手技の ABC 増大
　　　　　　　　　　　　　　　　　　　　　編／太田俊彦
No. 121　プレミアム眼内レンズ　アップデート
　　　　　　　　　　　　　　　　　　　　　編／國重智之
No. 122　眼腫瘍診断テクニック―臨床所見と画像診断―
　　　　　　　　　　　　　　　　　　　　　編／臼井嘉彦
No. 123　まずはここから！　涙道診療の立ち上げ
　　　　　　―クリニックから大学病院まで―　編／白石　敦
No. 124　複視の治療方針アプローチ　　　　編／後関利明
No. 125　エキスパートに学ぶ！
　　　　　　眼外傷の治療選択と処置の実際　編／恩田秀寿
No. 126　眼のアンチエイジング　　　　　　編／鈴木　智
No. 127　抗 VEGF 療法をマスターする！　編／古泉英貴
No. 128　ドライアイ診療の新時代　　　　　編／猪俣武範
No. 129　隅角検査道場―基本と実践―　　　編／庄司拓平

2024 年

No. 130　Step up!　角膜移植術アップデート　編／林　孝彦
No. 131　臨床直結！見直したい光凝固療法
　　　　　　　　　　　　　　　　　　　　　編／中尾新太郎
No. 132　眼科検査機器はこう使う！ 増大　編／二宮欣彦
No. 133　眼科手術の基本
　　　　　　―器具・操作のロジック―　　編／江口秀一郎
No. 134　オルソケラトロジー診療の基本のキ
　　　　　　―これから始める人に―　　　編／平岡孝浩
No. 135　押さえておきたい乱視・収差の診かた
　　　　　　―診断のポイントと対処法―　編／飯田嘉彦
No. 136　コンタクトレンズ処方＆ケア update
　　　　　　　　　　　　　　　　　　　　　編／鈴木　崇
No. 137　今だから知りたい！老視研究・診療の最前線
　　　　　　　　　　　　　　　　　　　　　編／根岸一乃
No. 138　隠れた所見を見逃すな！眼科画像診断アトラス
　　　　　　　　　　　　　　　　　　　　　編／三浦雅博
No. 139　徹底的に基本を学ぶ！子どもの眼の手術入門
　　　　　　―術前計画・麻酔・手技・術後ケア― 編／森本　壮

各目次等の詳しい内容はホームページ(www.zenniti.com)をご覧ください.

===== 次号予告（12 月号）=====

分野別 エキスパートが伝授する 手術適応の考え方
―タイミングと術式選択―

編集企画／昭和大学藤が丘リハビリテーション病院
教授　　　　　　　　　　　西村　栄一

加齢性白内障の手術適応………………鈴木　久晴
多焦点眼内レンズの手術適応…………大内　雅之
狭隅角の白内障手術適応………………窪田　匡臣
水晶体脱臼・亜脱臼の手術適応………浅野　泰彦
眼内レンズの度数ずれに対する再手術適応
　………………………………………飯田　嘉彦
瞳孔不整に対する手術のタイミングと対処法
　………………………………………早田　光孝
眼内レンズ亜脱臼の手術適応…………塙本　　宰
緑内障手術のタイミング………………杉原　一暢
黄斑上膜手術のタイミング……………若林　美宏
網膜分離症手術のタイミング…………浦本　賢吾

編集主幹：村上　晶　順天堂大学名誉教授
　　　　　高橋　浩　日本医科大学名誉教授
　　　　　堀　裕一　東邦大学教授

No. 140　編集企画：
安田明弘　めじろ安田眼科院長

Monthly Book OCULISTA　No. 140

2024 年 11 月 15 日発行（毎月 15 日発行）
定価は表紙に表示してあります.
Printed in Japan

発行者　　末 定 広 光
発行所　　株式会社　**全日本病院出版会**
〒 113-0033　東京都文京区本郷 3 丁目 16 番 4 号 7 階
　　　　　　電話 （03）5689-5989　Fax （03）5689-8030
　　　　　　郵便振替口座 00160-9-58753
印刷・製本　三報社印刷株式会社　　電話 （03）3637-0005
広告取扱店　㈱メディカルブレーン　電話 （03）3814-5980

Ⓒ ZEN・NIHONBYOIN・SHUPPANKAI, 2024

・本誌に掲載する著作物の複製権・翻訳権・上映権・譲渡権・公衆送信権（送信可能化権を含む）は株式会社
　全日本病院出版会が保有します.
・ JCOPY ＜（社）出版者著作権管理機構 委託出版物＞
　本誌の無断複写は著作権法上での例外を除き禁じられています. 複写される場合は, そのつど事前に, （社）出版
　者著作権管理機構（電話 03-5244-5088, FAX 03-5244-5089, e-mail: info@jcopy.or.jp）の許諾を得てください.
・本誌をスキャン, デジタルデータ化することは複製に当たり, 著作権法上の例外を除き違法です. 代行業者等の
　第三者に依頼して同行為をすることも認められておりません.